lehmanns media

Alexander Clos

A Capite Ad Calces

Vom Scheitel bis zur Sohle.
Eine Übersetzung aller wichtigen anatomischen und histologischen Fachbegriffe

Zum Selbststudium sowie für Vorlesung und Kurs

3., überarbeitete und erweiterte Auflage

lehmanns media

Bibliografische Informationen der Deutschen Nationalbibliothek:
Die Deutsche Nationalbibliothek verzeichnet diese Publikation in der deutschen Nationalbibliografie; detaillierte bibliografische Informationen sind im Internet unter: **<http://dnb.ddb.de>** abrufbar.

Helmholtzstraße 2-9 • 10587 Berlin
www.lehmanns.de

ISBN: 978-3-86541-292-8

Umschlag: Coverdesign © Nancy Jerz, Best-Sabel
Umschlagfoto: Lena Cohrs

Druck und Bindung: docupoint GmbH • Barleben

Vorwort

Anatomie und Histologie beinhalten ohne Zweifel eine riesige Menge Stoff und sind sowohl für das Studium als auch für den späteren Arbeitsalltag unverzichtbar. Daher ist es sinnvoll, jede mögliche Gedächtnisstütze zu nutzen, um die Unmenge der zu lernenden Strukturen nicht nur für das jeweilige Testat / Klausur, sondern auch für das 1. Staatsexamen und besonders für den klinischen Studienabschnitt im Gedächtnis behalten zu können. **Man sollte also möglichst anschaulich lernen, indem man anatomische / histologische Begriffe nicht nur einfach auswendig lernt, sondern sie in ihrer Bedeutung erfasst.** Dazu dient dieses Skript. „Musculus pterygoideus lateralis" ist ein schwer zu merkender Begriff, zumal man sich darunter zunächst nichts vorstellen kann, man sich auch eine Unmenge anderer Bezeichnungen merken muss und manche dazu noch sehr ähnlich klingen. Ist aber die Bedeutung von pterygoideus = flügelförmig bekannt und stellt man zusätzlich im Anatomieatlas oder direkt an der Leiche im Präparierkurs fest, dass der Muskel wirklich wie ein Flügel geformt ist, so behält man seine Bezeichnung (seitlicher Flügelmuskel) wesentlich leichter und sicherer, da man jetzt die Namensgebung für diesen Muskel verstanden hat.

Dieses Skript ist entstanden aus der Vervollständigung von Aufzeichnungen, die ich zum Lernen für das Physikum zusammengestellt habe. Aufgrund der ungeheuren Stoffmenge der Anatomie und Histologie ist es unmöglich, 100%ige Vollständigkeit zu erreichen. Vielmehr habe ich versucht, nur die wichtigen und gängigen Begriffe in dieses Skript aufzunehmen.
Achtung: Keinesfalls soll oder kann dieses Skript ein Lehrbuch ersetzen!
Den Dozenten der LMU-Vorklinik sei an dieser Stelle gedankt für das übermittelte Wissen, auf das dieses Skript aufbaut.

Hinweis: Zusammengesetzte Begriffe (Komposita) können in ihrer Bedeutung leicht erschlossen werden, indem man die einzelnen Wortteile aufsucht.
Bsp: V. brachiocephalica:

-> Wortteile sind:
V. = vena .... Vene
Brachium .... Arm
cephalicus, a, um .... zum Kopf gehörig
-> Bedeutung: die den Arm und den Kopf versorgende Vene

Ich habe im wesentlichen nur wichtige und in der Klinik gebräuchliche Komposita aufgenommen.
Alle anatomischen Komposita vollständig aufzunehmen würde die Größe dieses Skriptes vervielfachen und zu Unübersichtlichkeit und Verwirrung durch zu viele Details beitragen, was sicher nicht im Sinne des Studenten im vorklinischen Studienabschnitt wäre. Dasselbe gilt für anatomische Eigennamen.

Am Ende des Skripts sind noch ein Verzeichnis lateinisch-griechischer Synonyme und ein Abkürzungsverzeichnis angehängt.

Viel Freude und Verständnis beim Studium !

Sommer 2008
Alexander Clos

A	
a- / an- gr. (Praefix)	Verneinung, Nicht-, Un-, -losigkeit, z.B Aplasie
a-, ab- (Präfix)	von, weg-, un-
A-Bande	im Sarkomer: anistotrope Bande, dunkel
abdomen, inis n.	Bauch, Abdomen n.
abdominalis, e	zum Bauch gehörig, Bauch-, abdominal
abducens, entis	wegführend
abductio, onis f.	das Abziehen, das Wegziehen
abductor, oris m.	Abzieher, Wegführer
abduzieren	wegführen, abspreizen (vom Körper weg)
aberrans, antis	abweichend, abirrend
aberratio, onis f.	Abweichung, Entfernung, die Ablenkung
abnormis, e	abnorm, nicht der Norm entsprechend
abortivus, a, um	zu früh geboren, unfertig
abortus, us m.	Frühgeburt, Fehlgeburt
absorbere	verschlingen, aufsaugen (von: absorptio, onis f. - das Aufsaugen)
abusus, us m.	Missbrauch, mißbräuchliche Verwendung, Abusus m.
ac- (Präfix)	zu, zu...hin, bei
accessorius, a, um	hinzukommend, zusätzlich
accessus, us m.	der Zugang
accomodatio, onis f.	Anpassung, Akkomodation des Auges auf unterschiedliche Sehentfernungen
accumbens, entis	sich anlagernd, sich daneben legend
acervulus cerebri m.	Hirnsand = Kalkherde im Corpus pineale
acetabulum, i n.	Hüftgelenkspfanne, Essigschale (von: acetum, i n. – Essig)
Achillessehne	Tendo calcaneus m., Sehne des Wadenmuskels; Achilles = Held der gr. Sage, der nur an der Sehne des Wadenmuskels verletzbar war
acidus, a, um	sauer (von: acidum, i n. – Säure)
acinus, i m.	Beere, beerenförmiger Endteil von Drüsen
acquisitus, a, um	erworben
acromialis, e	zur Schulter gehörig
acromion, i n.	Schulter, Schultereck, Schulterhöhe
acros gr.	äußerst
acusticus, a, um	das Hören betreffend, Hör-
acutus, a, um	plötzlich/schnell auftretend, akut, scharf (Gegenteil: chronisch)
ad- (Präfix)	heran-, hinzu-, zu...hin, nach
Adamantin n.	Zahnschmelz, Enamelum
adamantinus, a, um	stahlhart
Adamantoblast m.	Zelle, die Zahnschmelz bildet
adaptatio, onis f.	die Anpassung, die Gewöhnung an, Adaptation f.
Adaption des Auges	Anpassung des Auges an unterschiedliche Lichtverhältnisse.

adaptus, a, um	angepasst an
adducere	heranführen
adductio, onis f.	die heranführende Bewegung, das Heranführen
adductor, oris m.	Heranführer, Zuführer
Adduktoren m. pl.	Musculi adductores, Schenkelanzieher
adduzieren	heranführen (zum Körper hin)
aden gr. m.	Drüse
Adenohypophyse f.	Hypophysenvorderlappen, bildet u.a. ACTH, STH, TSH, FSH, LH, Prolaktin
adhaerens, entis	anhaftend, Anhaft-, Befestigungs-
adhaesio, onis f.	das Anhaften, die Anhaftstelle, die Adhäsion
adipositas, atis f.	Fettsucht, Fettleibigkeit
adiposus, a, um	fettreich, fettleibig, adipös
Adipozyt m.	Fettzelle (von: adeps, ipis m. – Fett)
aditus laryngis m.	Kehlkopfeingang
aditus orbitalis m.	vordere Öffnung der Augenhöhle
aditus, us m.	Zugang
adjuvans, antis	unterstützend, helfend
adminiculum, i n.	Stütze
Adnex m.	Anhang, Anhangsgebilde eines Organs (z.B.: Ovarien und Tubae uterinae sind Adnexe des Uterus)
adnexum, i n.	Anhangsgebilde, Adnex
adolescens, entis (m./f.)	1) Adj. heranwachsend, adoleszent 2) der/die Jugendliche
adrenalis, e	die Nebennieren betreffend (aus: ad renes)
adrenerg	Adrenalin und Noradrenalin als Transmitter verwendend
adultus, a, um	erwachsen
Adventitia f.	Gefäßaußenwand, äußerste Wandschicht von Blutgefäßen; führt Gefäße und Nerven
adventitus, a, um	von außen hinzukommend
adynamia, ae f.	Kraftlosigkeit, Körperschwäche
aequator, oris m.	größter Breitenkreis; Gleichmacher (von: aequalis – gleich)
aequi-	gleich- (z.B. Aequilibrium, i n. – Gleichgewicht)
aequus, a, um	gleich, gerecht
aer, aeris m.	Luft (aerob: Sauerstoff verbrauchend)
aetiologia, ae f.	die Lehre von der Ursache einer Erkrankung, Ätiologie f.
af- (Präfix)	zu, zu...hin, bei
affectivus, a, um	gefühlsbetont, die Gefühle betreffend, affektiv
affectus, us m.	Gemütsverfassung, Leidenschaft
afferens, entis	zuführend, hinführend, afferent
affin	verwandt, hingewendet zu, bindend an (z.B. chromaffin)
affixus, a, um	angeheftet

agenesia, ae f.	das Fehlen einer Organanlage, die Agenesie
agger, aggeris m.	Wall, Damm
agglomeratio, onis f.	die Zusammenballung, die Agglomeration
agglutinatio, onis f.	das Verkleben, die Agglutination (von: glutinare – kleben, leimen)
aggregatus, a, um	angehäuft, zusammengelagert
agitans, antis	antreibend, erregend
agnosia, ae f.	Nichterkennen, gestörtes Erkennen, Agnosie
agonia, orum n.	Todeskampf, Phase direkt vor dem Tod, Agonie
Agonist m.	Muskel, der dem Antagonisten entgegenwirkt; Wettkämpfer
agora, ae f.	Marktplatz (Agoraphobie f. – Platzangst (auf weiten Plätzen))
akinesia, ae f.	Nichtbewegung, Bewegungsstarre, Akinesie
Akkomodation des Auges	Anpassung der Brennweite der Augenlinse an unterschiedliche Entfernungen (Nahsehen / Fernsehen).
akral	an den Akren gelegen
Akren f. pl.	die äußeren Enden der Gliedmaßen, vorspringende Körperspitzen (Finger, Hände, Zehen, Füße, Kinn, Nase, Jochbeinbögen)
akromegalia, ae f.	Krankheit mit übermäßigem Größenwachstum der Körperspitzen
akros gr.	spitz
Akrosom n.	Lysosom des Spermiums, Kopfkappe des Spermiums
Aktin n.	Muskelprotein, das sich mit Myosin reversibel verbindet bei der Muskelkontraktion (von: aktis, aktinos gr. f. – Strahl)
Aktinfilament n.	besteht aus Aktin, Tropomyosin und Troponin; bei Muskelkontraktion greifen die Myosinköpfchen an das G-Aktin an und ziehen so die Aktinfilamente hin zur Mitte des Sarkomers.
ala nasi f.	Nasenflügel
ala, ae f.	Flügel
alaris, e	zum Flügel gehörend, Flügel-
albicans, antis	weißlich schimmernd
albugineus, a, um	weißlich
albumen, inis n.	Eiweiß
albus, a, um	weiß
Alcock-Kanal	Canalis pudendalis, Schamkanal. Enthält Arteria und Vena pudenda interna und den Nervus pudendus
Aldosteron n.	Mineralkortikoid der NNR: Regulation des Elektrolyt- und Wasserhaushaltes
algesis f. gr. (als Suffix)	Schmerz (z.B. Analgesie – aufgehobene Schmerzwahrnehmung)

algos gr. n.	Schmerz
allantois, idis f.	embryonaler Harnsack, Urharnsack
Allel n. gr.	Zustandsform eines Gens
allo- / allos gr.	ein anderer
Allocortex m.	der Teil der Großhirnrinde, der untypisch aufgebaut ist: nur 3 Schichten
Alveolarepithelzellen f.	Typ I: Deckzellen Typ II: Nischenzellen: bilden Surfactant
alveolaris, e	mit kleinen Hohlräumen versehen
Alveolarmakrophage m.	immunkompetente, phagozytierende Zelle in Alveolen
Alveole f.	Lungenbläschen
alveoli dentales m.	Zahnfächer
alveoli pulmonis m.	Lungenbläschen
alveolus dentalis m.	Zahnfach im Knochen (im Processus alveolaris)
alveolus pulmonis m.	Lungenbläschen
alveolus, i m.	kleine Aushöhlung, Bläschen (von: alveus, i m. – Aushöhlung)
amakrin gr.	ohne große Fortsätze
amauros gr.	dunkel, schwärzlich, blind
ambiguus, a, um	nach zwei Seiten strebend / sich neigend
Amelie f.	Fehlen einer kompletten Gliedmaße
Ammonshorn n.	vorderes Ende des Hippocampus
amnion, i n.	Embryonalhülle des Feten, Schafshaut
Amnionflüssigkeit	Fruchtwasser
amorph gr.	formlos, ohne charakteristische Form
amphi- gr. (Präfix)	zu beiden Seiten, beidseitig
Amphizyten m.	Mantelzellen
ampulla hepatopancreatica f.	Vater'sche Ampulle
ampulla, ae f.	kolbenförmiges Gefäß, Ampulle
ampullaris, e	zur Ampulle gehörig, kolbenförmig erweitert, bläschenförmig
Amygdala f.	siehe Corpus amygdaloideum
amygdala, ae f.	Mandel
amygdaloideus, a, um	einer Mandel ähnlich, Mandel-
ana- gr. (Präfix)	hinauf; entsprechend
anabol gr.	aufbauend (Gegenteil: katabol – abbauend)
analis, e	zum After gehörig, After-, anal
Anaphase f.	Phase der Mitose (Chromatiden an Zellpole gezogen)
anastomosieren	zwei Hohlorgane (operativ) miteinander verbinden (z.B. zwei Darmstücke oder zwei Blutgefäßenden zusammennähen)
Anastomose f.	Verbindung zwischen zwei Hohlorganen
anatomia, ae f.	Lehre vom Bau der Körperteile, Kunst des Zergliederns

anatomicus, a, um	anatomisch
anceps, itis	doppelköpfig
ancon oder ankon m. gr.	Ellbogen
anconeus, a, um	zum Ellenbogen gehörig
Androgene n. gr.	Oberbegriff für männliche Sexualhormone: wirken auf den Körper vermännlichend; gebildet bei Mann und Frau; Das wich-tigste Androgen ist Testosteron (von: aner, andros gr. – Mann)
aneurysma n. gr.	Aussackung einer Arterie, das Aneurysma
angina, ae f.	1) Enge 2) Entzündung des Rachens
angio- gr.	Gefäß-, Blutgefäß- (von: angeion n. gr. – Gefäß, Blutgefäß)
angularis, e	winkelig, zu einem Winkel gehörig, Winkel-
angulus iridocornealis m.	Kammerwinkel (vordere Augenkammer). Beginn des Hauptabflussweges des Kammerwassers: Vordere Augenkammer → Kammerwinkel → Fontana-Räume → Schlemm-Kanal → venöses System.
angulus mandibulae m.	Unterkieferwinkel
angulus venosus m.	Venenwinkel
angulus, i m.	Winkel
anima, ae f.	Seele, Geist
anisotrop	nach verschiedenen Richtungen unterschiedliche Eigenschaften zeigend
ansa nephrica f.	Henle-Schleife
ansa, ae f.	Schlinge, Schleife, Henkel
anser, eris m./f.	Gans
anserinus, a, um	zur Gans gehörig, Gänse-
Antagonismus m. gr.	Gegenwirkung
Antagonist m.	Gegenspieler; Muskel, dessen Wirkungsrichtung der des Agonisten entgegengesetzt ist
ante(-) (Präfix)	vorn, voraus, vor
antebrachium, i n.	Unterarm
anteflexio, onis f.	Biegung nach vorne, Anteflexion f.
anterior, ius	der vordere
antevertieren	nach vorne führen / drehen
anthelix, icis f. (auch: antihelix)	Gegenwindung
anti(-) gr.	gegen, gegenüber, Gegenüber-, Gegen-
antitragus, i m.	Gegenbock (liegt dem Tragus der Ohrmuschel gegenüber)
antrum, i n.	Höhle, Antrum n.
anularis, e	ringförmig
anularius, i m.	Ringfinger
anulus femoralis m.	Schenkelring

anulus fibrosus m.	1) Faserknorpelring der Bandscheibe. 2) Bindegewebige Faserringe um Segelklappen des Herzens.
anulus inguinalis profundus / superficialis m.	innerer / äußerer Leistenring
anulus tendineus communis m.	siehe Zinn-Ring (Auge)
anulus, i m.	kleiner Ring; kleine, runde Öffnung
anus, i m.	Ring, After
aorta, ae f.	Hauptschlagader, Aorta
aorticus, a, um	die Hauptschlagader betreffend, Aorten-
apertura lateralis ventriculi quarti f.	siehe Luschka-Foramina
apertura mediana ventriculi quarti f.	siehe Magendie-Foramen
apertura pelvis superior / inferior f.	Beckeneingang / Beckenausgang
apertura thoracis superior / inferior f.	obere / untere Brustkorböffnung / Thoraxapertur
apertura, ae f.	Öffnung
apertus, a, um	offen
apex cordis m.	Herzspitze (enthält linken Ventrikel); Cave: liegt kaudal !
apex linguae m.	Zungenspitze
apex nasi m.	Nasenspitze
apex pulmonis m.	Lungenspitze, ca. 2 cm kranial der Clavicula gelegen.
apex radicis dentis m.	Wurzelspitze des Zahns
apex, icis m.	Spitze
apicalis, e	zur Spitze gehörig, Spitzen-, apikal
apo- gr. (Präfix)	weg, von, von...weg
apocrinus, a, um	absondernd, apokrin
apokrine Sekretion f.	Absonderung des Sekrets durch Plasma-abschnürung im apikalen Teil der Zelle
aponeurosis epicranialis f.	siehe Galea aponeurotica f.
aponeurosis palmaris f.	flächige Hohlhandsehne, Hohlhandsehnenplatte, Palmaraponeurose
aponeurosis, is f.	flach ausgebreitete Sehne, Sehnenplatte, die Aponeurose
Apoptose f.	programmierter Zelltod
apparatus lacrimalis m.	Tränenapparat
apparatus, us m.	Vorrichtung, Apparat
appendices epiploicae f.	Fettanhängsel des Dickdarms
appendix vermiformis f.	Wurmfortsatz
appendix, icis f.	Anhang
aqua, ae f.	Wasser

aquaeductus cerebri m.	Aquädukt, Verbindungskanal zwischen 3. und 4. Hirnventrikel.
aquaeductus, us m.	Wasserleitung
arachnoidalis, e	die Spinngewebshaut betreffend (von: arachne f. gr. – Spinne)
arachnoidea, ae f.	Spinngewebshaut, Arachnoidea, auch: Arachnoidea mater
arachnoideus, a, um	der Spinngewebshaut ähnlich
Arantius-Ductus m.	siehe Ductus venosus Arantii
Arantius-Ligament n.	Ligamentum venosum. Verschlossener Überrest des Ductus venosus Arantii an der Leber.
arbor, oris f.	Baum
Archaeocortex m.	Urrinde; z.Bsp. Hippocampus und limbisches System
archaios gr. (archäo-)	alt
arche f. gr.	Anfang
arcuatus, a, um	gebogen, bogenförmig
arcus aortae m.	Aortenbogen
arcus costalis m.	Rippenbogen
arcus palatoglossus m.	vorderer Gaumenbogen, Gaumen-Zungen-Bogen
arcus palatopharyngeus m.	hinterer Gaumenbogen, Gaumen-Rachen-Bogen
arcus palmaris m.	Hohlhandgefäßbogen
arcus plantaris m.	Sohlengefäßbogen
arcus pubis m.	Schambeinbogen
arcus vertebrae m.	Wirbelbogen
arcus zygomaticus m.	Jochbeinbogen, Jochbogen
arcus, us, m.	Bogen
area nuda f.	nackter Bereich
area striata f.	(primäre) Sehrinde, Streifenfeld. Hier endet die Sehbahn.
area, ae f.	Fläche, Feld, Bereich
areola mammae f.	Warzenvorhof, Brustwarzenhof
argino-, argin- gr.	weiß schimmernd
argyrophil	mit Versilberung anfärbbar (von: argyros m. gr. – Silber)
arrector, oris m.	Aufrichter
artefactum, i n.	Kunstprodukt
Artefakt n.	Kunstprodukt, verursacht durch Fehler bei der Präparatherstellung
arteria axillaris f.	Achselarterie / -schlagader
arteria brachialis f.	Oberarmarterie / -schlagader
arteria carotis communis / externa / interna f.	gemeinsame / äußere / innere Halsarterie, Halsschlagader, Kopfarterie
arteria cerebri ant. / med. / post. f.	vordere / mittlere / hintere Gehirnarterie, Gehirnschlagader
arteria coronaria dextra f.	rechte Herzkranzarterie = RCA (right coronary artery)

arteria coronaria sinistra f.	linke Herzkranzarterie = LCA (left coronary artery)
arteria dorsalis pedis f.	Fußrückenarterie / -schlagader
arteria facialis f.	Gesichtsarterie / -schlagader
arteria femoralis f.	Oberschenkelarterie / -schlagader
arteria fibularis f.	Wadenbeinarterie / -schlagader
arteria gastrica sin. / dext. f.	linke / rechte Magenarterie / -schlagader
arteria hepatica communis f.	gemeinsame Leberarterie / -schlagader (es folgt noch der Abgang der A. gastroduodenalis und der A. gastrica dextra)
arteria hepatica propria f.	eigene Leberarterie / -schlagader (keine weiteren Abgänge zu anderen Organen außer zur Gallenblase)
arteria iliaca communis / externa / interna f.	gemeinsame / äußere / innere Beckenarterie, Darmbeinarterie / -schlagader
arteria lienalis f.	Milzarterie / -schlagader
arteria mesenterica sup. / inf. f.	obere / untere Gekröseschlagader, Eingeweideschlagader, Mesenterialarterie / -schlagader
arteria obturatoria f.	Hüftlocharterie / -schlagader
arteria ovarica f.	Eierstockarterie / -schlagader
arteria poplitea f.	Kniekehlenarterie / -schlagader
arteria pulmonalis sin. / dext. f.	linke / rechte Lungenarterie / -schlagader
arteria radialis f.	Speichenarterie / -schlagader
arteria renalis f.	Nierenarterie / -schlagader
arteria splenica f.	Milzarterie / -schlagader
arteria subclavia f.	Schlüsselbeinarterie / -schlagader
arteria testicularis f.	Hodenarterie / -schlagader
arteria tibialis ant. / post. f.	vordere / hintere Schienbeinarterie / -schlagader
arteria ulnaris f.	Ellenarterie / -schlagader
arteria uterina f.	Gebärmutterarterie / -schlagader
arteria vertebralis f.	Wirbelarterie / -schlagader
arteria, ae f.	Schlagader, Arterie
arterialis, e	die Arterien betreffend, Arterien-
arteriola, ae f.	kleine Arterie, Arteriole; gelegen zwischen Arterien und Kapillaren
Arteriosklerose f.	krankhafte Veränderung der Arterien mit Verhärtung, Verdickung und Elastizitätsverlust der Gefäßwand
arteriosus, a, um	arterienreich, arteriell
arthron n. gr. (arthro-)	Gelenk (Gelenk-)
articularis, e	zum Gelenk gehörig, Gelenk-
articulatio acromioclavicularis f.	Schultereckgelenk, AC-Gelenk

articulatio carpometacarpalis pollicis f.	Daumensattelgelenk
articulatio carpometacarpea f.	Handwurzel-Mittelhandgelenk
articulatio coxae f.	Hüftgelenk
articulatio cubiti f.	Ellenbogengelenk
articulatio genus f.	Kniegelenk
articulatio glenohumeralis f.	Schultergelenk, articulatio humeri
articulatio humeri f.	Schultergelenk
articulatio interphalangealis proximalis / distalis f.	Fingermittelgelenk (= proximales Interphalangealgelenk = PIP) / Fingerendgelenk (= distales Interphalangealgelenk = DIP)
articulatio intervertebralis f.	Zwischenwirbelgelenk
articulatio mediocarpalis f.	distales Handgelenk
articulatio metacarpophalangealis f.	Fingergrundgelenk (MCP-Gelenk)
articulatio radiocarpalis f.	proximales Handgelenk
articulatio sacroiliaca f.	Iliosakralgelenk = ISG, Darmbein-Kreuzbein-Gelenk
articulatio sternoclavicularis f.	Brustbein-Schlüsselbein-Gelenk
articulatio sternocostalis f.	Brustbein-Rippen-Gelenk
articulatio subtalaris f.	hinterer Anteil des unteren Sprunggelenks
articulatio talocalcaneonavicularis f.	vorderer Anteil des unteren Sprunggelenks
articulatio talocruralis f.	oberes Sprunggelenk = OSG, Talokruralgelenk
articulatio tarsi transversa f.	siehe Chopart-Linie
articulatio temporomandibularis f.	Kiefergelenk
articulatio zygapophysialis f.	Zwischenwirbelgelenk, Wirbelbogengelenk
articulatio, onis f.	Gelenk
Articulationes tarsometatarsales f.	siehe Lisfranc-Linie
artificialis, e	künstlich, artifiziell
artus, us, m.	Gelenk
Aryknorpel	siehe Cartilago arytaenoidea
arytenoideus, a, um	gießbeckenähnlich
ascendens, entis	aufsteigend, aszendierend

Aschoff-Knoten	Aschoff-Tawara-Knoten, Nodus atrioventricularis, AV-Knoten, Vorhof-Kammer-Knoten. Sekundärer Schrittmacher im Herzreizleitungssystem; liegt im rechten Vorhof am Übergang zu den Kammern. Verzögert die elektrische Überleitung von Vorhofhöhe auf Kammerhöhe.
asper, aspera, asperum	rau, schroff, uneben
asthma n. gr.	Atemnot
astron n. gr.	Stern
Astrozyt m.	sternförmige, zur Phagozytose befähigte Zelle der Neuroglia; steht für den Stoffaustausch in Kontakt mit Nervenzellen und Blutgefäßen; bildet die Gliagrenzmembran
Atlas, antis m.	erster Halswirbel (C I), der den Kopf trägt; hat keinen Corpus; Atlas = Träger des Himmelsgewölbes in gr. Sage
atretisch	nicht durchgängig, eine natürliche Körperöffnung oder Hohlraum bleibt von Geburt an verschlossen
atrioventricularis, e	zwischen Vorhof und Kammer gelegen, Vorhof und Kammer betreffend
atrium dextrum / sinistrum n.	rechter / linker Vorhof
atrium, i n.	Vorhof, Vorhalle
attenuatus, a, um	dünn gemacht, abgeschwächt
auditivus, a, um	zum Hören dienend, das Hören betreffend, Hör-
Auerbach-Plexus	Plexus myentericus. Nervengeflecht zwischen innerer Ring- und äußerer Längsmuskelschicht des Ösophgus, Magen und Darms. Es innerviert diese Muskelschichten und erzeugt so die Peristaltik und Motilität.
aureus, a, um	golden, goldgelb
auricula, ae f.	1) Ohrmuschel, Ohrläppchen 2) Herzohr
auris externa / media / interna f.	äußeres Ohr / Mittelohr / Innenohr
auris, is f.	Ohr
auscultatio, onis f.	das Abhören, Auskultation
außenrotieren	nach außen drehen, vom Körper wegdrehen
auto- gr. (Präfix)	selbst-
autochthon	in der frühen Embryonalphase vor Ort entstanden (im Gegensatz zu eingewandert)
autokrin	abgegebenes Sekret stimuliert die abgebende Zelle
autonomicus, a, um	nach eigenen Gesetzen lebend, unabhängig, autonom
Autosom n.	Chromosom, das keine morphologischen oder funktionellen Geschlechtsunterschiede bewirkt
AV-Bündel	siehe His-Bündel
avis, is f.	Vogel

AV-Klappen f.	Atrio-Ventrikular-Klappen; links: Mitralklappe; rechts: Trikuspidalklappe; die AV-Klappen sind Segelklappen
AV-Knoten	siehe Aschoff-Knoten
axilla, ae f.	Achselhöhle
axillaris, e	zur Achselhöhle gehörig
axis, is m.	zweiter Halswirbel (C II), Axis; bildet durch seinen Dens axis eine Achse, um die sich der erste Halswirbel dreht
axon, axonis m.	= Neurit der Nervenzelle, Axon; der Erregungsfortleitung dienender Fortsatz eines Neurons (vom Nervenzellkörper weg)
Azan-Färbung	Zellkerne und Zytoplasma rot, Kollagen blau
A-Zellen	Zellen der Langerhansinseln im Pankreas, bilden Glukagon
azidophil	mit sauren Farbstoffen anfärbbar; das gefärbte Gewebe selbst ist basisch
azinös	beerenförmig
azygos gr.	nicht gepaart, unpaarig, nicht verbunden

B	
balanos gr.	Eichel
barba, ae f.	Bart
Barorezeptor m.	Druckfühler, Druckrezeptor (Blutdruck)
baros n. gr. (baro-, -bar)	Druck
Bartholin-Drüse	Glandula vestibularis major, große Scheidenvorhofdrüse (paarig ausgebildet). Sie sorgen durch ihr muköses Sekret für die Befeuchtung des Scheidenvorhofes.
basal	zur Basis hin gelegen. Am Schädel: zur Schädelbasis hin gelegen
Basalganglien	Stammganglien. Dazu gehören folgende Kerne: Striatum (Ncl. caudatus + Putamen), Pallidum (Globus pallidus), Substantia nigra, Ncl. subthalamicus, Claustrum, Corpus amygdaloideum, Ncl. ruber und die Formatio reticularis. Ihre Hauptfunktion ist die Regulation der Motorik.
Basalis f.	Stratum basale endometriale; Regenerationsschicht im Endometrium; wird während der Monatsblutung nicht abgestossen.
basalis, e	an der Grundfläche liegend, Grund-
Basallamina f.	Basalmembran; Grenze zwischen Epithel und Bindegewebe. Hat elektronenmikroskopisch vier Schichten.
basilaris, e	zur Basis gehörend, Basis-, Grund-

Basilarmembran f.	siehe lamina basilaris (Innenohr, Cochlea)
basilicus, a, um	königlich, machthaberisch
basis cordis f.	Herzbasis. Hier treten die großen Gefäße in das Herz ein und aus. Cave: liegt am Herz kranial !
basis, is f.	Sockel, Grundlage, Basis
basophil	mit basischen Farbstoffen anfärbbar; das gefärbte Gewebe selbst ist sauer
bathmos m. gr.	Schwelle
bathmotrop (positiv oder negativ)	auf die Reizschwelle wirkend (= die Reizschwelle senkend oder erhöhend)
Bauhin'sche Klappe	Valva ileocaecalis, Ileozökalklappe, Krummdarm-Blinddarm-Klappe. Besteht aus zwei Schleimhautfalten (Labium superior / inferior) am Übergang von Dünndarm auf Dickdarm.
bi- (Präfix)	zwei-
biceps, cipitis	zweiköpfig
bicipitalis, e	zweiköpfig
bicollis, e	mit zwei Hälsen versehen, zweihälsig
bicornis, e	mit zwei Hörnern versehen, zweifach gehörnt
bicuspidalis, e	zweizipfelig, bikuspidal
Bicuspidalklappe	Mitralklappe, Valva atrioventricularis sinistra, zweizipfelige Klappe
bifidus, a, um	zweigeteilt
bifurcatio aortae f.	Aortenbifurkation, Aorten(auf)gabelung; etwa Höhe L4
bifurcatio carotidis f.	Karotisbifurkation, Halsschlagader(auf)gabelung; meist Höhe C3-C5.
bifurcatio tracheae f.	Trachealbifurkation, Luftröhren(auf)gabelung, Carina; etwa Höhe T4
bifurcatio, onis f.	Gabelung in zwei Äste, Aufzweigung, die Bifurkation
bifurcatus, a, um	zweistrahlig, aufgegabelt in zwei Teile
bilateral	auf beiden Seiten, beidseitig, auf zwei Seiten
biliaris, e	die Galle betreffend, Gallen-
bilifer, fera, ferum	galleführend
biliosus, a, um	reich an Galle, gallegefüllt
Bilirubin n.	Abbauprodukt des Häms
bilis, is f.	Galle
bipartitus, a, um	in zwei Teile aufgeteilt
bipolare Neurone	Nervenzellen, versehen mit einem Axon und einem Dendrit (haben also zwei Pole)
Bizeps m.	kurz für Musculus biceps
Blastem n.	aus undifferenzierten Zellen bestehende, frühembryonale Organanlage. Durch Differenzierung und Proliferation der Zellen entwickelt sich aus dem Blastem schließlich ein reifes Organ.

Blasten m.	1) Bildungszellen, aufbauende Zellen (z.B. Osteoblast) 2) Vorstufen, unfertige Zellen (z.B. Erythroblast)
Blastenphase f.	1. und 2. Woche nach Befruchtung. Präembryonalphase.
Blastogenese f.	Keimentwicklung von der Befruchtung der Eizelle bis zur Nidation der Blastozyste (= die ersten zwei Entwicklungswochen)
blastos m. gr.	Keim, Spross; das Aufkeimen
Blastozyste f.	Keimbläschen ca. am 5. Tag nach der Befruchtung; Es ist die Weiterentwicklung der Morula (ca. 3. Tag nach Befruchtung).
blennos n. gr.	Schleim
blepharon n. gr.	Augenlid
Blutbild (Normbereiche)	Erythrozyten: 4.1 - 5.6 T/l Thrombozyten: 150 - 450 G/l Leukozyten: 4 - 9 G/l Hämatokrit: 37-48 % Hämoglobin: 12-18 g/dl
B-Lymphozyten	bone marrow Lymphozyten
Bochdalek-Dreieck	Trigonum lumbocostale. Bindegewebige, muskelfreie Schwachstelle im Zwerchfell. Hier kann sich leicht eine Zwerchfellhernie ausbilden.
bone marrow	Knochenmark
Botallo-Gang	siehe Ductus arteriosus (Botalli)
Bowman-Kapsel	Capsula glomeruli, Glomerulumkapsel. Sie bildet zusammen mit dem Glomerulum und dem Kapselraum, der Primärharn enthält, ein Nierenkörperchen.
Bowman-Membran	Lamina limitans anterior, vordere Grenzmembran (Cornea)
brachialis, e	zum Arm, Oberarm gehörig
brachium, i n.	Arm, Oberarm
brachys gr.	kurz
bradys gr.	langsam
bregma n. gr.	Vorderkopf. Nahtstelle am Schädeldach, an der Kranznaht und Pfeilnaht aufeinandertreffen.
brevis, e	kurz
Broca-Zentrum	motorisches Sprachzentrum im Gyrus frontalis inferior der dominanten Großhirnhemisphäre. Siehe auch Wernicke-Zentrum.
Brodmann-Areae / - Areale	Brodmann-Großhirnrindenfelder. Einteilung der Großhirnrinde nach histologischen Kriterien in 52 Felder.
bronchialis, e	zu den Bronchien / Luftröhrenästen gehörig
bronchiolus respiratorius m.	Atmungsbronchiole, respiratorische Bronchiole
bronchiolus terminalis m.	Endbronchiole

bronchiolus, i m.	kleiner Luftröhrenast, weitere Aufzweigung eines Astes der Luftröhre, Bronchiole. Dünner Ast ohne Knorpel.
bronchulus, i m.	kleiner Luftröhrenast
bronchus lobaris m.	Lappenbronchus (links 2, rechts 3)
bronchus principalis dext. / sin. m.	rechter / linker Hauptbronchus (je einer pro Lungenflügel)
bronchus segmentalis m.	Segmentbronchus (je ca. 10 pro Lungenflügel)
bronchus, i m.	Luftröhrenast, Bronchus
Brunner-Drüsen	Glandulae duodenales. Muköse Drüsen in der Tela submucosa des Duodenums. Ihre Zellen zeigen ein wabig-helles Zytoplasma.
bucca, ae f.	Backe, Wange
buccalis, e	zur Backe gehörig, Wangen-, Backen-
buccinator, oris m.	Hornbläser
Buck-Faszie	Fascia penis profunda. Bindegewebshülle, die die Corpora cavernosa und das Corpus spongiosum zusammenfasst.
bulboideus, a, um	zwiebelförmig
bulbospongiosus, a, um	zum Bulbus penis und zum Harnröhrenschwellkörper gehörend
bulbus oculi m.	Augapfel
bulbus penis m.	Penisknolle
bulbus pili m.	Haarzwiebel
bulbus, i m.	Zwiebel, Augapfel, Anschwellung, Verdickung
bulla, ae f.	Blase
bursa omentalis f.	Netzbeutel, Netztasche; Verschieberaum in der Bauchhöhle. Ihr einziger Eingang ist das Foramen omentale (Winslow-Foramen)
bursa synovialis f.	Schleimbeutel; enthält Gelenkschmiere
bursa, ae f.	Tasche, Beutel, Schleimbeutel
B-Zellen	Zellen der Langerhansinseln im Pankreas; bilden Insulin

C (siehe auch unter K und Z)	
Cadherine n.	Adhäsionsproteine, die der Zell-Zell-Anhaftung dienen.
caducus, a, um	fallend, ausfallend, hinfällig
caecalis, e	zum Blinddarm gehörig, Blinddarm-
caecum, i n. (auch coecum, i n.)	Blinddarm, Zäkum (selten auch: Zökum)
caecus, a, um	blind
caeruleus, a, um	himmelblau, blau (selten auch coeruleus, a, um)
calamus, i m.	Rohr, Halm, Schilf
calcaneus, a, um	zum Fersenbein gehörig, Fersenbein-
calcaneus, i m.	Fersenbein (auch calcaneum, i n.)
calcar, aris n.	Sporn

calcarinus, a, um	zum Sporn gehörig, Sporn-
calices renales m.	Nierenkelche (im Nierenbecken)
caliculi gustatorii m.	Geschmacksknospen
caliculus, i m.	kleiner Kelch
calix, calicis m.	Kelch
callosus, a, um	schwielig, dickhäutig
callus, i m.	Kallus, Knochenkeimgewebe, Knochenschwiele, neu gebildeter Knochen nach Knochenbruch
calvaria, ae f.	Schädeldach
calvus, a, um	kahl
calx, calcis f.	Ferse, Kalkstein
camera anterior / posterior	vordere / hintere Augenkammer
camera, ae f.	Kammer
canales semicirculares ossei m.	knöcherne Kanäle der Bogengänge
canaliculi biliferi m.	Gallenkapillaren, Gallenkanälchen
canaliculus, i, m.	kleiner Kanal, Kanälchen
canalis analis m.	Analkanal, Afterkanal
canalis carpi m.	siehe Karpaltunnel
canalis centralis m.	Zentralkanal des Rückenmarks
canalis inguinalis m.	Leistenkanal
canalis opticus m.	Sehnervkanal
canalis pudendalis m.	siehe Alcock-Kanal
canalis radicis dentis m.	Zahnwurzelkanal
canalis sacralis m.	Kreuzbeinkanal
canalis ulnaris m.	siehe Guyon-Loge
canalis vertebralis m.	Wirbelkanal
canalis, is, m.	Kanal, Rinne, Röhre
candidus, a, um	weiß
Caninus, i m.	siehe dens caninus (von: caninus, a, um – zum Hund gehörig)
canis, is m.	Hund
Cannon-Böhm-Punkt	gedachter Punkt am Übergang vom linken zum mittleren Drittel des Colon transversum. Hier stoßen die beiden parasympathischen Innervationsgebiete des N. vagus und des Plexus sacralis (Nn. pelvici) aneinander. Es besteht jedoch keine scharfe Grenze, sondern eine weiträumige Überlappung mit doppelter Innervation.
canule frz.	Röhrchen, Hohlnadel, Injektionsnadel, Kanüle
capillaris, e	haarfein, dünn wie ein Haar, kapillär
capillitium, i n.	behaarte Kopfhaut
capillus, i m.	Haar, Kopfhaar, Barthaar
capitatus, a, um	mit einem Köpfchen versehen
capitulum, i n.	Köpfchen, Gelenkköpfchen
capsula adiposa f.	Fettkapsel
capsula articularis f.	Gelenkkapsel

capsula fibrosa f.	Bindegewebskapsel, bindegewebige Kapsel
capsula glomeruli f.	siehe Bowman-Kapsel
capsula, ae f.	kleine Kapsel, Kapsel
capsularis, e	die Kapsel betreffend, Kapsel-
caput breve / longum n.	kurzer / langer Kopf (eines Muskels)
caput femoris n.	Oberschenkelkopf, Hüftkopf, Femurkopf
caput fibulae n.	Wadenbeinköpfchen, Fibulaköpfchen
caput humeri n.	Oberarmkopf, Humeruskopf
caput mandibulae n.	Kiefergelenkskopf / -köpfchen
caput pancreatis n.	Pankreaskopf
caput radii n.	Speichenkopf /-köpfchen, Radiusköpfchen
caput, capitis n.	Kopf
cardia, ae f. (von kardia f. gr.)	1) Herz 2) Magenmund, Mageneingang
cardiacus, a, um	1) das Herz betreffend 2) zum Mageneingang gehörig
cardialis, e	das Herz betreffend, Herz-, kardial
caries, ei f.	Fäulnis, das Morschsein, Karies, Zahnfäule, Knochenfraß
carina, ae f	Kiel, siehe Bifurcatio tracheae
caroticus, a, um	zur Kopf- / Halsschlagader gehörig, Halsschlagader-
carotis, idis f.	Kopfschlagader, Halsschlagader
carpalia n.	Handwurzelknochen, Ossa carpalia / carpi, Karpalia
carpalis, e	zur Handwurzel gehörig, Handwurzel-, karpal
Carpaltunnel m.	siehe Karpaltunnel
carpeus, a, um	zur Handwurzel gehörig, Handwurzel
carpus, i m.	Handwurzel
cartilagines nasi f. pl.	die Nasenknorpel
cartilagineus, a, um	knorpelig, Knorpel-
cartilago articularis f.	Gelenkknorpel
cartilago arytaenoidea f.	Gießbeckenknorpel oder Stellknorpel des Kehlkopfs
cartilago costalis f.	Rippenknorpel
cartilago cricoidea f.	Ringknorpel (des Kehlkopfs)
cartilago epiglottica f.	Kehldeckelknorpel
cartilago septi nasi f.	Nasenscheidewandknorpel
cartilago thyroidea f.	Schildknorpel (des Kehlkopfs)
cartilago trachealis f.	Spangenknorpel / spangenförmiger Knorpel der Luftröhre
cartilago tubae auditivae f.	Ohrtrompetenknorpel, Tubenknorpel
cartilago, inis f.	Knorpel
caruncula, ae f.	warzenartige Erhebung; ein Stückchen Fleisch
caseosus, a, um	käseähnlich, Käse-
casus, us m.	Fall, Kasus

cauda equina f.	Pferdeschweif; Nervenfaserbündel aus Spinalnerven mit schweifähnlichem Aussehen; Es verläuft intradural am kaudalen Ende des Rückenmarks (unterhalb von L2).
cauda, ae f.	Schwanz, Schweif, Endstück, Kauda f.
caudal oder kaudal	steißbeinwärts gelegen, zur Cauda hin gelegen, nach dem unteren Körperende hin gelegen
caudalis, e	nach dem unteren Körperende zu gelegen, kaudal
caudatus, a, um	geschwänzt, mit einem Schweif versehen
causa, ae f.	Ursache, Grund
causalis, e	ursächlich, kausal
cavatio, onis f.	Höhle, Höhlung, Aushöhlung
cave !	Vorsicht! Achtung! Aufgepaßt!
Caveole f.	Plasmalemmeinstülpung bei Mikropinozytose
caverna, ae f.	Höhle, Kaverne
cavernosus, a, um	höhlenreich, löchrig, Hohlräume enthaltend
cavitas amniotica f.	Amnionhöhle
cavitas articularis f.	Gelenkhöhle, Gelenkspalt
cavitas chorionica f.	Chorionhöhle
cavitas dentis f.	Zahnhöhle
cavitas glenoidalis f.	Schultergelenkspfanne, Schulterhöhle, Glenoid n.
cavitas medullaris f.	Knochenmarkhöhle, Knochenmarkraum, Markhöhle
cavitas nasi f.	Nasenhöhle
cavitas oris f.	Mundhöhle
cavitas pleuralis f.	Pleurahöhle
cavitas tympanica f.	Paukenhöhle, auch: Cavum tympani n.
cavitas, atis f.	Höhle, Hohlraum; siehe auch Cavum
cavum epidurale n.	Epiduralraum
cavum tympani n.	Paukenhöhle, auch: Cavitas tympanica f.
cavum, i n.	Höhle, Aushöhlung, Hohlraum; siehe auch Cavitas
cavus, a, um	hohl
cellula, ae f.	kleine Zelle, Zelle (von cella, ae f. – Zelle)
cellulae ethmoidales f.	Siebbeinzellen, Ethmoidalzellen
cellulae mastoideae f.	Mastoidzellen, Zellen des Warzenfortsatzes / Mastoids
cellularis, e	die Zellen betreffend, Zell-
cementum, i n.	Bruchstein, Zement
centralis, e	in der Mitte gelegen, Zentral-
centrum tendineum n.	Sehnenzentrum, sehniges Zentrum, zentrale Sehnenplatte
centrum, i n.	Mittelpunkt, Zentrum
cephal-	Kopf- (von kephale f. gr.: Kopf)
cephalicus, a, um	zum Kopf gehörend, Kopf-
cera, ae f.	Wachs (cereus, a, um – wächsern)
ceras, atis n.	Horn (von: gr. keras, keratos n. – Horn)
ceratus, a, um	gewachst, wächsern, Wachs-

cerebellaris, e	das Kleinhirn betreffend, Kleinhirn-, zerebellär
cerebellum, i n.	Kleinhirn (Zerebellum)
cerebralis, e	das Gehirn/Großhirn betreffend, Gehirn-, Großhirn-, zerebral
cerebrospinalis, e	das Gehirn und Rückenmark betreffend
cerebrum, i n.	das Gehirn, Großhirn (Zerebrum)
cerumen, inis n.	Ohrenschmalz
ceruminosus, a, um	der Bildung von Ohrenschmalz dienend, Ohrenschmalz-
cervicalis, e	den Hals betreffend, zervikal
cervikal	den Hals betreffend, Hals-, zervikal
cervix dentis f.	Zahnhals
cervix uteri f.	Gebärmutterhals, oft kurz nur Zervix f. genannt
cervix vesicae f.	Harnblasenhals
cervix, icis f.	Hals, Nacken, Gebärmutterhals, Zervix f.
cheilos n. gr.	Lippe
chemo-	chemisch, Chemie-
Chemotaxine	z.B: Leukotrien B4, Komplement C3a, C5a; diese Stoffe stimulieren Phagozyten dazu, zum Ort eines Infektgeschehens zu wandern. Dabei bewegen sich die Phagozyten auf die Stelle mit der größten Konzentration an Chemotaxinen zu.
Chemotaxis f.	Zellbewegung aufgrund von chemischen Reizen hin zum Ort der höchsten Konzentration des Lockstoffes
chiasma opticum n.	Sehnervenkreuzung
chiasma, atis n.	Kreuzung
chirurgia, ae f.	Chirurgie (von: cheir, cheiros f. gr. – Hand)
chirurgicus, a, um	chirurgisch
chirurgus, i m.	Chirurg, Wundarzt
choana, ae f.	hintere Nasenöffnung, Choane, Trichter
chole f. gr.	Galle
choledochus, a, um	Galle aufnehmend, Galle führend
Choledochus, i m.	kurz für Ductus choledochus, Gallengang
cholinerg	Acetylcholin als Transmitter verwendend
chondral-	den Knorpel betreffend, Knorpel-
chondralis, e	den Knorpel betreffend, Knorpel- (auch chondrinus, a, um)
chondros m. gr.	Knorpel, Korn
Chondrozyten m.	Knorpelzellen
Chopart-Gelenklinie	Articulatio tarsi transversa, queres Fußwurzelgelenk. Entlang dieser Linie kann eine Fußamputation durchgeführt werden.

chorda dorsalis f.	Rückensaite. Frühembryonale (3./4. Woche), röhrenförmige Längsachse des Embryos. Sie entwickelt sich selbst nicht zu einem bestimmten Organ, führt aber zur Weiterdifferenzierung benachbarter Strukturen. Die Chorda dorsalis selbst bildet sich im Laufe der weiteren Entwicklung zurück.
chorda tympani f.	Paukensaite. Ast des Nervus facialis (siebter Hirnnerv).
chorda, ae f.	Strang, Saite
chordae tendineae f.	Sehnenstränge / Sehnenfäden der Musculi papillares (Herz)
chorion n. gr.	Zottenhaut des Embryos/Fetus, mittlere der Eihäute, Haut, Hülle
choroidea, ae f.	Aderhaut, Choroidea
choroideus, a, um	zur Aderhaut gehörig, Aderhaut-, choroideal
chroma, chromatos n. gr.	Farbe
chromaffine Zellen	= Chromaffinozyt; Zellen des Nebennierenmarks; sie speichern Katecholamine (Adrenalin u. Noradrenalin) und geben sie auf einen Reiz hin ab.
Chromatid n.	Hälfte eines Chromosoms
Chromatin n.	Material, aus dem die Chromosomen bestehen
Chromatophore f.	Pigmentzelle in Haut, Iris und Choroidea
Chromosom n.	Erbkörperchen; Träger der genetischen Information, bestehend aus kondensiertem Chromatin
chromosoma, atis n.	stark färbbare Zellkernkörperchen
chronicus, a, um	lange dauernd, chronisch (Gegenteil: akut)
chronos m. gr.	Zeit
chronotrop (positiv oder negativ)	auf die Frequenz des Herzschlages (Zeit) wirkend (= verschnellernd oder verlangsamend).
chylus, i m.	Milchsaft, Darmlymphe
chymus, i m.	Speisebrei
ciliaris, e	1) zu den Augenwimpern gehörig, Augenwimpern- 2) Ziliar-
cilium, i n.	1) Zilie, Flimmerhärchen; fadenförmiger Zellfortsatz für Fortbewegung; bildet Flimmerepithel; 2) Wimper
cinereus, a, um	grau
cingulum membri superioris / inferioris n.	Schultergürtel / Beckengürtel
cingulum, i n.	Gürtel
circulare	umrunden, eine kreisförmige Bewegung machen, zirkulieren
circularis, e	kreisförmig, periodisch wiederkehrend

Circulus arteriosus Willisii m.	Willis-Circulus / -Gefäßkreis, zerebraler Arterienring. Einmündende Gefäße: A. carotis interna (2x), A. basilaris. Verbindunsgefäße: A. communicans ant. / post (2x). Abgehende Gefäße: A. cerebri ant. / med. / post (je 2x) und einige weitere kleinere Abgänge
circulus vitiosus m.	Teufelskreis
circulus, i m.	kleiner Kreis, Gefäßkranz, Ring
circum, circa	ringsherum, ungefähr, um…herum
circumferentia, ae f.	Umfang, Umkreis, Zirkumferenz f.
circumflexus, a, um	herumgebogen
circus, i m.	Kreislinie, Ring, Rennbahn, Zirkus
cis-	diesseits
cisterna chyli f.	Lendenzisterne; Lymphsammelraum am Beginn des Ductus thoracicus
cisterna, ae f.	Flüssigkeitsbehälter, Zisterne
Clara-Zellen	sekretausscheidende (Surfactant) Zellen in den Bronchioli
claustrum, i n.	verschlossener Ort, Vormauer
clavicula, ae f.	Schlüsselbein, Klavikula, kleiner Schlüssel
clavicularis, e	das Schlüsselbein betreffend, Schlüsselbein-, klavikulär
clavis, is f.	Schlüssel
cleido- gr.	Schlüsselbein-, zum Schlüsselbein gehörig
climacterium, i n.	Wechseljahre, Klimakterium n.
clitoris, idis f.	Kitzler, Klitoris f.
clivus, i m.	Hügel, Anhöhe, Abhang
clunes, ium m./f. pl.	Gesäß
clunis, is m./f.	Gesäßbacke
co- (Präfix)	zusammen mit -, ko-
coagulum, i n.	Blutgerinnsel, Koagel n.
coated engl.	ummantelt
coccus, i m.	Kugel, Kokke (von: kokkos m. gr. – Kern, Beere)
coccygeus, a, um	zum Steißbein gehörig, Steißbein-
coccyx, ygis m.	Kuckuck; Vgl. Os coccygis
cochlea, ae f.	Schnecke, Hörschnecke, Ohrschnecke, Wendeltreppe
cochlearis, e	die Ohrschnecke betreffend, Schnecken-
Codon n.	Abfolge von drei Nucleotiden in der mRNA; steht jeweils für eine Aminosäure.
coeliacus, a, um	zur Bauchhöhle gehörig, Bauchhöhlen-
Cohnheim-Felderung	Felderung im Querschnitt einer Muskelzelle, entstehend aus Bündeln einzelner Myofibrillen und umgebendem Zytoplasma.
coitus, us m.	Beischlaf, Geschlechtsverkehr, Koitus m.
col- (Präfix)	zusammen mit -
colicus, a, um	Dickdarm-, zum Dickdarm gehörig

collateralis, e	auf der selben Seite liegend, seitlich, Seiten-, kollateral
Colles-Faszie	Fascia perinei superficialis
colliculus, i m.	kleiner Hügel, Hügelchen
colligens, -entis	sammelnd, zusammensammelnd
collis, is m.	Hügel
collum anatomicum n.	anatomischer Hals des Humerus; gelegen unmittelbar unterhalb des Caput humeri
collum chirurgicum n.	chirurgischer Hals des Humerus; gelegen distal des collum anatomicum; häufiger Ort für Frakturen
collum femoris n.	Oberschenkelhals
collum radii n.	Speichenhals
collum, i n.	Hals
colon ascendens n.	aufsteigender Dickdarm (rechts)
colon descendens n.	absteigender Dickdarm (links)
colon sigmoideum n.	S-förmiger Dickdarm, Sigma (links)
colon transversum n.	querverlaufender Dickdarm (rechts-links)
colon, coli n.	Dickdarm, Grimmdarm, Kolon n.
colp- / kolp-	Scheiden- (von: kolpos m. gr.: Scheide)
columna vertebralis f.	Wirbelsäule
columna, ae f.	Säule
columnae anales f.	siehe Morgagni-Säulen
com- (Präfix)	zusammen mit -
coma, atis n.	tiefe Bewusstlosigkeit, Koma
comes, itis m.	Begleiter, Gefährte
comitans, antis	begleitend, Begleit-
comitatus, a, um	begleitet, Begleit-
commissura, ae f.	Verbindung, Kommissur f.
communicans, antis	verbindend, Verbindungs-
communis, e	gemeinsam, gewöhnlich
Compacta f.	Substantia corticalis. Äußere kompakte Knochenschicht
compactus, a, um	dicht, zusammengedrängt
compensatio, onis f.	Ausgleich, Kompensation f.
complementum, i n.	Ergänzung
complexio, onis f.	Verknüpfung, Zusammenfassung, Komplex m.
con- (Präfix)	zusammen mit -
conceptio, onis f.	Empfängnis, Befruchtung, Vereinigung von Samenzelle und Eizelle, Konzeption f.
concha auriculae f.	Ohrmuschel
concha nasalis sup. / med. / inf. f.	obere / mittlere / untere Nasenmuschel
concha, ae f.	Muschel
conchalis, e	muschelförmig, Muschel-
condylaris, e	höckrig
condylus, i m.	Gelenkhöcker, Gelenkknorren, Gelenkfortsatz

conexus, us m.	(enge) Verbindung
confluens sinuum m.	Zusammenflußstelle der venösen Sinus
confluens, entis	zusammenfließend, Zusammenfluss-
confluens, entis m.	Zusammenfluss
congenitalis, e / congenitus, a, um	angeboren
conicus, a, um	kegelförmig
coniugatus, a, um	zusammengepaart, konjugiert
coniunctiva, ae f.	Bindehaut, Konjunktiva, kurz für Tunica coniunctiva
coniunctivalis, e	zur Bindehaut gehörig, Bindehaut-, konjunktival
conjugata, ae f.	Abstand zweier Punkte im Becken
conjungens, -entis	verbindend
Connectinfilamente n.	siehe Titinfilamente
Connexin n.	Protein; röhrenartige Verbindung zweier Zellen
connexus, us m.	(enge) Verbindung
conoideus, a, um	kegelförmig, konoid
constans, antis	gleich bleibend, unverändert
constrictio, onis f.	Zusammenschnürung, Konstriktion f.
constrictor, oris m.	Zusammenzieher, Zusammenschnürer
continuus, a, um	zusammenhängend, fortlaufend, kontinuierlich
contortus, a, um	gewunden, verdreht
contra(-) (Präfix)	gegenüber, gegen, wider
contrarius, a, um	entgegengesetzt, gegenüberliegend
conus medullaris m.	Markkegel am kaudalen Ende des Rückenmarks, L1/L2
conus, i m.	Kegel
convergens, entis	einwärtsneigend
convexus, a, um	nach außen gewölbt, erhaben
cor, cordis n.	Herz
coracoideus, a, um	rabenschnabelförmig / -artig
corium, i n.	Lederhaut, Korium, auch Dermis
cornea, ae f.	Hornhaut des Auges, Kornea
cornealis, e	die Augenhornhaut betreffend, korneal
corneus, a, um	hörnern, aus verhornten Zellen bestehend, Horn-
corniculatus, a, um	versehen mit einem Hörnchen, gehörnt
cornu anterius / laterale / posterius n.	Vorderhorn, Seitenhorn, Hinterhorn (Rückenmark)
cornu, us n.	Horn
corona dentis f.	Zahnkrone
corona radiata f.	Strahlenkrone, Strahlenkranz (um die Eizelle)
corona, ae f.	Kranz, Krone
coronalis, e und coronarius, a, um	kranzartig
coronoideus, a, um	kronenartig, Kronen-, gekrümmt
corpora cavernosa penis n.	Hohlraum-Schwellkörper, Gliedschwellkörper (2x vorhanden)

corpus adiposum infrapatellare n.	siehe Hoffa-Fettpolster
corpus adiposum n.	Fettkörper, Fettpolster
corpus albicans n.	Weißkörper. Zurückgebildetes, funktionsloses Corpus luteum bei Nichtbefruchtung der Eizelle.
corpus amygdaloideum n.	Mandelkörper, Amygdala
corpus callosum n.	Balken
corpus ciliare n.	Strahlenkörper des Auges, Ziliarkörper
corpus femoris n.	Oberschenkelschaft
corpus geniculatum mediale n.	mittlerer Kniehöcker (liegt in der Hörbahn)
corpus geniculatum laterale n.	seitlicher Kniehöcker (liegt in der Sehbahn)
corpus luteum gravidatis n.	Schwangerschaftsgelbkörper
corpus luteum n.	Gelbkörper
corpus mamillare n.	Mamillarkörper
corpus mandibulae n.	Unterkieferkörper
corpus penis n.	Penisschaft
corpus pineale n.	Zirbeldrüse, Epiphyse, Glandula pinealis; produziert Melatonin
corpus radii n.	Speichenschaft, Radiusschaft
corpus spongiosum penis n.	schwammartiger Schwellkörper, Harnröhrenschwellkörper (1x vorhanden)
corpus striatum n.	Pallidum + Ncl. caudatus + Putamen, kurz: Striatum
corpus uteri n.	Gebärmutterkörper
corpus ventriculi n.	Magenkörper
corpus vertebrae n.	Wirbelkörper
corpus vitreum n.	Glaskörper (Auge)
corpus, oris n.	Körper, Rumpf
corpusculum renale n.	siehe Malpighi-Nierenkörperchen
corpusculum, i n.	1) Körperchen, kleines Gebilde 2) Frucht im Mutterleib
corrugator, oris m.	Runzler
cortex, icis m.	Rinde
corticalis, e	zur Rinde gehörig, Rinden-, kortikal
Cortisches Organ, Corti-Organ	Organum spirale, Spiralorgan, das eigentliche Hörorgan. Sinnesepithel im Ductus cochlearis, umspült von Endolymphe. Es sitzt auf der Lamina basilaris auf und wird bedeckt durch die Membrana tectoria.
Cortison	Glucocorticoid; wirkt antientzündlich und immunsuppressiv
costa, ae f.	Rippe
costalis, e	zur Rippe gehörig, Rippen-

Cowper-Drüsen	Glandulae bulbourethrales. Paarige Drüse beim Mann, die bei sexueller Erregung eine klare Flüssigkeit in die Harnröhre sezerniert. Das Äquivalent bei der Frau sind die zwei Bartholin-Drüsen.
coxa, ae f.	Hüfte
cranial (kranial)	schädelwärts / kopfwärts gelegen, zum oberen Körperende hin gelegen
cranialis, e	zum Kopf gehörig, schädelwärts gelegen, kranial
cranium, i n.	Schädel
crassus, a, um	dick
cremaster, eris m.	Aufhänger; siehe auch Musculus cremaster
crenatus, a, um	versehen mit einer Kerbe, gekerbt
cribriformis, e	siebförmig, siebartig
cribrosus, a, um	siebförmig, siebartig
cribrum, i n.	Sieb
Cricoid n.	Ringknorpel des Kehlkopfs, Krikoid n.
cricoideus, a, um	ringförmig
crinis, is m.	Haar
crista galli f.	Hahnenkamm (Os ethmoidale)
crista iliaca f.	Darmbeinkamm. Sein höchster Punkt liegt etwa auf Höhe L 4
crista, ae f.	Kamm, Leiste
Crossing-over n.	Chiasmabildung; Austausch von Chromosomenabschnitten homologer Chromosomen
cruciatus, a, um	gekreuzt
cruciformis, e	kreuzförmig
cruralis, e	zum Unterschenkel gehörig, Unterschenkel-, Schenkel-
crus dextrum / sinistrum n.	rechter / linker Schenkel
crus, cruris n.	Unterschenkel, Schenkel
crusta, ae f.	Kruste, Rinde
crux, crucis f.	Kreuz
crypta, ae f.	bedeckter Gang, Grube, Grotte, Krypte f.
cryptae intestinales f.	siehe Lieberkühn-Krypten
cubitalis, e	zum Ellenbogen gehörig, Ellenbogen-
cubitus, i m. und cubitum, i n.	Ellenbogen
cuboideus, a, um	würfelförmig, kuboid
cubus, i m.	Würfel, Kubus m.
culmen, inis n.	Gipfel
cum	mit, zusammen mit
cumulus oophorus m.	Eihügel, eitragender Hügel
cumulus, i m.	Haufen, Hügel
cuneatus, a, um	keilförmig
cuneiformis, e	keilförmig

cuneus, i m.	Keil
cunnus, i m.	weibliche Scham
cupula pleurae f.	Pleurakuppel
cupula, ae f.	1) Kuppel 2) gallertartige Substanz in den Bogengängen
curvatura major / minor f.	große / kleine Magenkrümmung, Magenkurvatur
curvatura, ae f.	Krümmung, Kurvatur f.
cuspis, idis f.	Spitze, Zipfel
cutan	zur Haut gehörig, Haut-, kutan
cutaneus, a, um	zur Haut gehörig, Haut-, kutan
cuticula pili f.	Haarhäutchen
cuticula, ae f.	Häutchen
cutis, is f.	Haut, Kutis (= Epidermis + Corium)
cyclus, i m.	Kreis, Zyklus m.
cymba, ae f.	Vertiefung, Kahn
cysticus, a, um	zur Blase gehörig, Blasen-
cystis, is f.	Blase, Harnblase
cytos n. gr.	Zelle, Haut, Hülle
C-Zellen	1) Calcitonin produzierende Zellen der Schilddrüse (C steht für clear, hell) 2) Zellen der Langerhansinseln im Pankreas, enthalten keine Granula

D	
daktylos m. gr. (dactylos)	Finger, Zehe
dartos gr.	abgehäutet
de- (Präfix)	über, herab-, ent-
Decidua f. oder Decidua membrana f.	Functionalis der Gebärmutterschleimhaut des schwangeren Uterus, die aufgrund des Schwangerschaftbeginns umgebaut wurde.
deciduus, a, um	abfallend
declive, is n.	Abhang (am Kleinhirnwurm)
decubitus, us m.	Wundliegen, Dekubitus m.
decussatio pyramidum f.	Pyramidenbahnkreuzung
decussatio, onis f.	Überkreuzung
defaecatio, onis f.	Stuhlentleerung, Defäkation f.
deferens, entis	herabführend, wegführend
deflexio, onis f.	Ablenkung, Abbiegen zur Seite
Defloration f.	Entjungferung, Zerreißen des Hymens
Degeneration f.	Verschleiß, Verfall von Zellen oder Geweben mit Verschlechterung ihrer Qualität und Funktion (von degeneratio f. – Entartung)
Deiters-Kern	Nucleus vestibularis lateralis. Gehört zum 8. Hirnnerv und liegt in der Formatio reticularis. Funktion: Koordinationskern.
Dekompensation f.	mangelnder oder fehlender Ausgleich

Deletion f.	Auslöschung, Vernichtung (von delere – vernichten)
deltoideus, a, um und deltoides, is	deltaförmig, geformt wie der gr. Buchstabe Delta, deltoid
Dendrit m.	dem Erregungsempfang dienender Fortsatz eines Neurons (von: dendron n. gr. – Baum)
dendriticus, a, um	verästelt, verzweigt, Dendriten-
dendritisch	verzweigt, zum Dendriten gehörend, Dendriten-
dens axis m.	Axiszahn; zapfenförmiger Fortsatz, der vom Wirbelkörper des Axis (C II) nach oben ragt. Um ihn dreht sich der Atlas (C I).
dens caducus m.	Milchzahn
dens caninus m.	Eckzahn, Caninus (von: caninus, a, um – zum Hund gehörig)
dens deciduus m.	Milchzahn
dens incisivus m.	Schneidezahn, Incisivus
dens molaris m.	Mahlzahn, Molar m. (von mola f. – Mühlstein)
dens permanens m.	bleibender Zahn
dens praemolaris m.	vorderer Backenzahn, Prämolar m.
dens serotinus m.	Weisheitszahn
dens, dentis m.	Zahn
dense engl.	dicht
densus, a, um	dicht
dentalis, e	die Zähne betreffend, zum Zahn gehörig, Zahn-
dentatus, a, um	mit Zähnen versehen, gezähnt
denticulatus, a, um	mit Zähnchen versehen
denticulus, i m.	Zähnchen
Dentin n.	Zahnbein
Dentinoblast m.	siehe Odontoblast
dentinum, i n.	Zahnbein, Dentin
dentitio, onis f.	Zahnen, Zahndurchbruch, Dentition f.
Depotfett n.	Fettspeichergewebe
depressor, oris m.	Herabdrücker
derma, dermatos n. gr.	Haut
Dermatom n.	Hautsegment, das von einem bestimmten Spinalnerven versorgt wird.
dermis, idis f.	Lederhaut, auch Corium (Korium) genannt
des- (Präfix)	ent-, nicht-
Descemet-Membran	Lamina limitans posterior, hintere Grenzmembran (Cornea)
descendens, entis	absteigend
descensus testis m.	Abstieg der Hoden aus dem Bauchraum über den Leistenkanal in den Hodensack hinein; Oft kurz: Deszensus
descensus, us m.	Abstieg, Senkung, Deszensus m.
desmal	bandartig

Desmin-Filament n.	bildet in Muskelzellen ein Gerüst (Zellskelett); dient damit der richtigen Anordnung der Myofilamente
Desmodontium n.	Wurzelhaut des Zahns
desmos m. gr.	Band
Desmosom n.	Haftplatte, Macula adhaerens f., Zonula adhaerens; liegt zwischen zwei Zellen und sorgt für deren Zusammenhalt bei mechanischer Belastung.
detrusor, oris m.	Hinaustreiber, Harnaustreiber
dexter, t(e)ra, t(e)rum	rechts
di- (von gr. dis-) (Präfix)	doppelt, zweifach, Doppel-
dia- gr. (Präfix)	durch … hindurch, hindurch, zwischen, auseinander
diadochos gr.	abwechselnd, aufeinanderfolgend
diagnosis, is f.	Diagnose; das Auseinander-Erkennen von Krankheiten
diagonalis, e	schräg, in schräger Richtung
Diakinese f. gr.	Stadium in der Prophase 1 der Meiose.
diametros f. gr.	Durchmesser, Diameter m.
Diapedese f.	Hindurchtreten von Leukozyten durch Endothellücken der Kapillarwand
diapedesis f. gr.	Hindurchtreten, Zwischendurchspringen
diaphragma, atis n.	1) Zwerchfell 2) Scheidewand
diaphragmaticus, a, um	1) zum Zwerchfell gehörend, Zwerchfell-, diaphragmal 2) zur Scheidewand gehörend, Scheidewand-, diaphragmal
diaphysis, is f.	Mittelstück der Röhrenknochen, Knochenschaft, Diaphyse f.
Diarthrose f.	echtes Gelenk mit Gelenkspalt (Vgl. Synarthrose)
Diaster m.	doppelsternförmige Anordnung der Chromosomen in Anaphase der Mitose
diastole f. gr.	das Auseinanderziehen, Diastole f.
dichotomia, ae f.	Zweiteilung, Sprossgabelung, Dichotomie
didymoi m. pl. gr.	Hoden, Zwillinge
didymus, i m.	Hoden, Zwilling
Diencephalon n. gr.	Zwischenhirn
Diffusion f.	Ausbreitung eines Stoffes entlang eines Konzentrations-gradienten (über einer Membran). Von: diffusio, onis f. – das Auseinanderfließen
diffusus, a, um	zerflossen, ohne feste Grenzen ausgebreitet, diffus
digastricus, a, um	zweibäuchig, Zweibauch-
digestio, onis f.	Verdauung, Digestion f.
digestiv	der Verdauung dienend, Verdauungs-

digitalis, e	die Finger bzw. die Zehen betreffend, Finger-, Zehen-, digital
digitatus, a, um	mit Fingern versehen
digitus anularis m.	Ringfinger, kurz: Anularius m.
digitus manus / pedis m.	Finger / Zehe
digitus medius m.	Mittelfinger, kurz: Medius m.
digitus minimus m.	kleiner Finger, kurz: Minimus m.
digitus, i m	Finger oder Zehe
diktyon n. gr.	Netz
Diktyosom n.	Bündel von Zisternen im Golgi-Apparat, Zisternenpaket
Dilatation f.	Erweiterung von Hohlorganen, das Aufweiten, die Aufweitung
dilatator, oris m.	Auseinanderzieher, Erweiterer
diplo- gr.	zweifach, Doppel-
Diploe gr.	Doppelteil, Doppelschicht, Verdoppelung; spongiöse Substanz zwischen den zwei Knochenplatten des Schädels
diploicus, a, um	zur Diploe gehörig, Diploe-
diploidus, a, um	diploid, den doppelten Chromosomensatz enthaltend
Diplosom n.	Gebilde aus zwei Zentriolen ("Doppel-Körperchen")
Diplotän n. gr.	Stadium in der Prophase 1 der Meiose.
dipsa f. gr.	Durst
dis- (Präfix)	un-, auseinander, zer-, fehl-
disci intercalati m.	Glanzstreifen (Herzmuskel)
discus articularis m.	Gelenkscheibe aus Faserknorpel
discus interpubicus m.	Symphysenknorpel (Schambein)
discus intervertebralis m.	Bandscheibe, Zwischenwirbelscheibe
discus nervi optici m.	Sehnervpapille, Papilla nervi optici
discus, i m.	Scheibe, Gelenkzwischenscheibe aus Faserknorpel
dislocatio, onis f.	Fehlstellung, Veränderung der üblichen Lage, Dislokation f.
Disse-Raum	Spatium perisinusoideum, Perisinusoidealraum. Raum zwischen den Hepatozyten und dem gefensterten Endothel der Lebersinusoide. Er wird von den Mikrovilli der Hepatozyten durchzogen.
distalis, e	körperfern, von der Körpermitte entfernt, rumpffern, distal
Diurese f.	Harnausscheidung
divergentia, ae f.	das Auseinanderlaufen, Abweichen, Divergenz f.
diverticulum, i n.	kleine Ausstülpung (einer Hohlorganswand), Divertikel n.
dizygot gr.	zweieiig
dochos gr.	aufnehmend, führend
dolor, oris m.	Schmerz

dominans, antis	vorherrschend, anderes überdeckend
dorsal	auf der Rückenseite gelegen, rückenseitig, Rücken- - an der Hand: handrückenseitig / -wärts - am Fuß: fußrückenseitig / -wärts
dorsalis, e	rückenwärts gelegen, Rücken-, dorsal
dorsum linguae n.	Zungenrücken
dorsum manus n.	Handrücken
dorsum pedis n.	Fußrücken
dorsum, i n.	Rücken, Rückseite
dosis, is f.	Menge (eines Arzneistoffes oder einer Strahlung), Gabe, Dosis
Doublette f.	Mikrotubuluspaar im Kinozilium
Douglas-Raum	1) bei der Frau: Excavatio rectouterina, tiefste Stelle der weibl. Bauchhöhle 2) beim Mann: Excavatio rectovesicalis
Drain engl.	Röhrchen zur Entwässerung
Drainage frz.	Entwässerung
dromos m. gr.	der Lauf
dromotrop (positiv oder negativ)	auf die Überleitungszeit wirkend (= schnellere oder verzögerte Überleitung eines Impulses)
drumstick engl.	Trommelschlegel
ductus alveolaris m.	Alveolargang
Ductus arteriosus Botalli	Botallo-Gang, Ductus Botalli. Physiologische fetale Gefäßverbindung zwischen Truncus pulmonalis und Aortenbogen. So wird ein Großteil des Blutes um die noch nicht belüftete Lunge herumgeführt. Nach der Geburt verschließt sich der Ductus Botalli und wird somit zum Ligamentum Botalli.
Ductus Botalli m.	siehe Ductus arteriosus (Botalli)
ductus cochlearis m.	Schneckengang (Ohr); enthält Endolymphe
ductus cysticus m.	Gallenblasengang, kurz: Zystikus m.
ductus choledochus m.	Hauptgallengang, großer Gallengang; kurz: Choledochus m.
ductus deferens m.	Samenleiter
ductus ejacolatorius m.	Spritzkanal
ductus epididymidis m.	Nebenhodengang
ductus excretorius m.	Ausführungsgang einer Drüse
ductus hepaticus communis m.	gemeinsamer Lebergallengang
ductus lactiferi m.	Milchgänge (der Brustdrüse)
ductus longitudinalis epoophori m.	Gartner-Gang. Verbleibender Rest des Wolff-Ganges.
ductus lymphaticus m.	Lymphgang
ductus mesonephricus m.	Wolff-Gang, Urnierengang. (Merksatz: Frau Müller und Herr Wolff.)

ductus nasolacrimalis m.	Nasen-Tränen-Gang
ductus omphaloentericus m.	Dottergang, Ductus vitellinus. Während der Embryonalphase vorübergehend geöffnete Verbindung zwischen Mitteldarm und Dottersack (ca. in 4. Woche). Bald darauf verschließt sich der Ductus omphaloentericus von selbst, so daß Dottersack und Darmrohr getrennt vorliegen. Siehe auch Meckel-Divertikel.
ductus pancreaticus accessorius m.	siehe Santorini-Gang
ductus pancreaticus m.	Bauchspeicheldrüsengang, siehe Wirsung-Gang
ductus paramesonephricus m.	Müller-Gang. (Merksatz: Frau Müller und Herr Wolff.)
ductus paraurethrales m. pl.	siehe Skene-Gänge
ductus parotideus m.	Stensen-Gang. Ausführungsgang der Ohrspeicheldrüse, Ohrspeicheldrüsengang
ductus semicircularis ant. / post. / lat. m.	vorderer / hinterer / seitlicher Bogengang
ductus sudorifer m.	Ausführungsgang einer Schweißdrüse, schweißführender Gang
ductus thoracicus m.	Milchbrustgang (wegen des milchigen Aussehens der Lymphe). Größtes abführendes Sammel-Lymphgefäß; mündet in den linken Venenwinkel ein.
Ductus venosus Arantii m.	fetale, gefäßartige Verbindung zwischen V. umbilicalis und V. cava inferior, so dass etwa die Hälfte des von der Plazenta kommenden Blutes die Leber nicht passiert. Postnatal verschließt sie sich und heißt nun Ligamentum venosum.
ductus vitellinus m.	siehe Ductus omphaloentericus
ductus, us m.	Gang, Ausführungsgang, der Leiter (von ducere – führen)
duodenalis, e	zum Zwölffingerdarm gehörig, Zwölffingerdarm-, duodenal
duodenum, i n.	Zwölffingerdarm
duplex, icis	zweifach, doppelt, Doppel-
dura mater cerebri f.	harte Hirnhaut
dura mater spinalis f.	harte Rückenmarkshaut
durus, a, um	hart
dynamis f. gr.	Kraft
Dynein n.	Protein in Cilienmikrotubuli
dys- gr. (Präfix)	miss-, fehl-, un-
Dyspnoe f.	erschwerte Atmung mit Gefühl der Atemnot
D-Zellen	Zellen der Langerhansinseln im Pankreas, bilden Somatostatin

E	
e-, ex- (Präfix)	aus, heraus
Ebner-Halbmonde	seröses Endstück (Endkappe) eines mukösen Tubulus einer seromukösen Speicheldrüse der Mundhöhle.
Edinger-Westphal-Kern	Nucleus accessorius nervi oculomotorii, Nucleus oculomotorius accessorius (Mittelhirn). Kerngebiet des 3. Hirnnerven, das über parasympathische Fasern den Pupillenreflex (M. sphincter pupillae) und die Adaption (M.ciliaris) steuert.
efferens, entis	herausführend, wegführend, efferent
ejaculatio, onis f.	Samenerguss, das Herausschleudern, Ejakulation f.
ejaculatorius, a, um	dem Herausschleudern dienend
ek- (Präfix)	aus(-), heraus
ekkrin gr.	nach außen hin absondernd
ekkrine Sekretion f.	siehe merokrine Sekretion
ekto-, exo- gr. (Präfix)	außen-, außerhalb
Ektoderm n.	Äußeres Keimblatt des Embryoblasten; wird zu Epidermis, Linse, Ohrbläschen, Riechgrube und Epithel der Mundhöhle. Das Neuroektoderm entwickelt sich zum Nervensystem.
Ektoplasma n.	das innerhalb einer Zelle mehr am Rand gelegene Zellplasma; enthält nicht so viele Zellorganellen wie das Endoplasma
Elastica f.	kurz für: Membrana elastica (interna und externa)
elasticus, a, um	dehnbar, biegsam, elastisch
Elastika-Färbung	färbt elastische Fasern schwärzlich oder rotbraun an
elevatio, onis f.	Erhebung, Erhöhung, Elevation f.
Elimination f.	Ausscheidung, Entfernung, das Verlorengehen
ellipsoideus, a, um	ellipsenförmig, oval, Ellipsen-
ellipticus, a, um	ellipsenförmig, oval, Ellipsen-
embolus, i m.	Blutgerinnselpropf, der im Blut zirkuliert. Embolus m.
Embryo m.	Bezeichnung für die Leibesfrucht im Zeitraum von der 3. bis zur 8. Schwangerschaftswoche. Ab der 9. Woche bis zur Geburt (ca. 38. Woche) nennt man sie Fetus.
Embryoblast m.	Embryonalknoten; Der Anteil der Blastozyste (4./5. Tag nach Befruchtung), aus dem sich später der Embryo und damit der Mensch entwickelt. (Vgl. Trophoblast)
embryon n. gr.	ungeborene Leibesfrucht, Keimling, Embryo m.
embryonalis, e	zum Keimling / Embryo gehörig, embryonal

Embryonalphase f. oder Embryonalperiode	3. bis 8. Woche nach Befruchtung. Die Organentstehung (= Organogenese) findet großenteils hier statt. Danach folgt die Fetalphase (ca. 9.-38 Woche), in der dann Wachstumsvorgänge im Vordergrund stehen. Der Embryonalphase geht die Präembryonalphase voraus (1. - 3. Woche), die von der Befruchtung der Eizelle über die Nidation in die Uterusschleimhaut bis hin zur Entstehung der dreiblättrigen Keimscheibe reicht.
eminens, entis	hervorragend, hervorstehend
eminentia, ae f.	Vorsprung, Höcker
emissarius, a, um	nach außen führend
emphysema, atis n.	Aufblähung eines Organs, Emphysem
en-, em- gr. (Präfix)	in(-), ein(-), hinein
enamelum, i n.	Zahnschmelz, Adamantin, Substantia adamantina, Enamelum n.
encephalicus, a, um	zum Gehirn gehörig, Gehirn-, zerebral
encephalon, i n.	Gehirn, Cerebrum n., Enzephalon n.
enchondralis, e	im Knorpel gelegen, vom Inneren des Knorpels ausgehend, enchondral
encyma, atis n.	Enzym (veraltet: Ferment)
endo- gr.	innen-, innerhalb
endocardium, i n.	Herzinnenhaut, Endokard n.
endocranium, i n.	innere Knochenhaut des Schädels
endocrinis, e	nach innen sezernierend, in das Blut absondernd, endokrin
endocrinologia, ae f.	Lehre von der inneren Sekretion, Endokrinologie
endogen gr. und endogeneus, a, um	von innen heraus erzeugt, im Körperinneren entstanden (Vgl. exogen)
endokrin und endocrinus, a, um	nach innen sezernierend, in das Blut absondernd (von gr. krinein – absondern, ausscheiden)
endolympha, ae f.	Flüssigkeit im häutigen Labyrinth, Endolymphe f.
endometrium, i n.	Gebärmutterinnenhaut, Gebärmutterschleimhaut, Endometrium
Endoneurium n. gr.	lockeres Bindegewebe in einem Nervenfaserbündel eines peripheren Nervens
Endoplasma n. gr.	das Zellplasma, das nahe am Zellkern gelegen ist; enthält mehr Zellorganellen als das Ektoplasma
endoplasmatisches Reticulum (ER) n.	im Zellplasma gelegenes kleines Netz, Membransystem; Funktion: raues ER: Proteinsynthese; glattes ER: Synthese von Steroidhormonen, Entgiftung, Gluconeogenese, Kalzium-Stoffwechsel u.v.m.
endothelium, i n.	Gefäßinnenhaut, Endothel
Endotoxine n.	Giftstoffe, die in der äußeren Zellmembran von gramnegativen Bakterien gebunden sind und bei deren Zerfall freigesetzt werden.

Endozytose f.	Aufnahme von Makromolekülen und Partikeln in die Zelle
enteral	Darm-, den Darm betreffend
entericus, a, um	zum Darm gehörig, Darm-, enteral
enteron n. gr.	Darm, das Innere
Enterozyten m.	Resorptionszellen im Darm
Entität f.	Dasein, Größe, Krankheitsbild, Gegenstand
ento- (Präfix)	siehe endo-
Entoderm n.	inneres Keimblatt des Embryoblasten; entwickelt sich zum Epithel von Verdauungstrakt, Atmungstrakt und Urogenitaltrakt, außerdem zum Parenchym von Schilddrüse, Leber, Pankreas u.a.
entoderma, atis n.	innere Keimschicht, Entoderm n.
Eosin n.	leuchtend roter Farbstoff, sauer (von eos gr. – Morgenröte)
eosinophil	mit Eosin (=sauer) anfärbbar; das gefärbte Gewebe selbst ist basisch
Ependym n. gr.	Überzug, Oberkleid. Kleidet die Hirnhöhlen und den Zentralkanal aus. Die Ependymzellen enthalten den liquorproduzierenden Plexus choroideus.
ependyma, ependymatos n. gr.	Überzug, Oberkleid, Ependym
epi- gr. (Präfix)	auf-, darauf, darüber, über-
epicardium, i n.	Herzaußenhaut, Epikard n.
epicondylus lateralis / medialis femoris m.	äußerer / innerer Obergelenkknorren des Oberschenkelknochens
epicondylus lateralis / medialis humeri m.	äußerer / innerer Obergelenkknorren des Oberarmknochens
epicondylus, i m.	Übergelenkknorren, Obergelenkknorren; auf dem Condylus gelegener, knöcherner Vorsprung außerhalb des Gelenks
epicranius, a, um	auf dem Kopf gelegen
epidermis, idis f.	Oberhaut, Epidermis f.
epididymis, idis f.	Nebenhoden, dem Hoden anliegend
epiduralis, e	auf der dura mater (harte Hirnhaut) gelegen, epidural
epigastrium, i n.	Oberbauchregion, Magengrube, Epigastrium n.
epiglotticus, a, um	zum Kehldeckel gehörig, Kehldeckel-, Epiglottis-
epiglottis, idis f.	Kehldeckel, Epiglottis f.
epineurium, i n.	lockeres Bindegewebe als äußere Begrenzung eines peripheren Nervens
epiorchium, i n.	lamina visceralis der tunica vaginalis testis (Bauchfell)
epipharynx, ingis f.	Pars nasalis pharyngis, Nasopharynx m., Nasen-Rachen-Raum, Epipharynx m.
epiphysis, is f.	1) Zirbeldrüse 2) Gelenkende

epiploicus, a, um	zum großen Netz (Epiploon gr.) gehörig
epiploon, i n. (von: epiploon n. gr.)	Netz, das die Därme bedeckt; Darmnetz, großes Netz
epithelium, i n.	oberste Zellschicht, Epithel n.
Epithelkörperchen	siehe glandula parathyroidea f.
eponychium, i n.	streifenförmiges Nagelwallepithel, das auf der Nagelwurzel liegt
equinus, a, um	zum Pferd gehörig, pferdeartig, Pferde-
Erb-Punkt	Punctum quintum am Herz. Auskultierbar am 3/4. ICR links parasternal. Hier überlappen sich die Herztöne / -geräusche aller vier Klappen.
erector, oris m.	Aufrichter
Ergastoplasma n.	Zytoplasmabereich mit viel rauhem endoplasmatischem Retikulum (von: ergastikos gr. – arbeitsam, fleißig)
erythros gr.	rot
Erythrozyt m.	rotes Blutkörperchen; Normbereich: 4.1 – 5.6 T/l
essenziell	1) lebensnotwendig, unentbehrlich 2) ohne erkennbare Ursache entstanden
Estrogen n., auch Oestrogen n.	weibliches Sexualhormon. Wichtigste Östrogene sind: Östriol, Östradiol, Östron
ethmoidalis, e	siebförmig, zum Siebbein gehörig, Siebbein-
ethmos m. gr.	Sieb
eu- gr. (Präfix)	schön, gut
Euchromatin n.	dekondensiertes Chromatin, aktiv (Vgl. Heterochromatin)
Eukaryont m.	ein- oder mehrzelliger Organismus, dessen Zellen Kerne enthalten
euploid	einen vollständigen Chromosomensatz einfach oder mehrfach enthaltend
Eustachi-Röhre	Tuba auditiva, Ohrtrompete. Verbindung zwischen Paukenhöhle (Cavitas tympanica) und Epipharynx. Sorgt für gleichen Druck in Paukenhöhle wie in der Außenluft → gute Schwingungsbedingungen für das Trommelfell.
ex-, e- (Präfix)	aus-, heraus-
excavatio rectouterina f.	siehe Douglas-Raum
excavatio rectovesicalis f.	siehe Douglas-Raum
excavatio, onis f.	Aushöhlung, Hohlraum
excrementum, i n.	Ausscheidung (Kot, Urin), Exkrement n.
excretorius, a, um	der Ausscheidung dienend, Ausscheidungs-, exkretorisch
exfoliativus, a, um	mit Gewebeabblätterung / -abschilferung einhergehend, zur Gewebsabstoßung führend
exitus, us m.	Tod, Ausgang, Exitus m.
exo- gr. (Präfix)	außerhalb, außen
exocrineus, a, um	siehe exokrin

Exocytose f.	Abschnürung von Partikeln aus der Zelle heraus
exogen gr. und exogeneus, a, um	von außen her erzeugt / hervorgerufen, durch Einwirkung von außen entstanden (Vgl. endogen)
exokrin gr.	nach außen absondernd; in ein Hohlorgan oder an die Körperoberfläche absondernd
exophthalmus, i m.	Hervortreten des Augapfels, Exophthalmus m.
exspiratio, onis f.	Ausatmung, Ausdünstung, Exspiration f.
exstirpatio, onis f.	Ausrottung, Exstirpation f.
extensio, onis f.	Streckung, Dehnung, Extension f.
extensor, oris m.	Strecker, Streckmuskel
externus, a, um	der äußere, Außen-
extra- (Präfix)	außen, außerhalb
extraperitoneal	außerhalb des Bauchfells gelegen
extravasal	außerhalb der Gefäße
extrazellulär	außerhalb von Zellen
extremitas, atis f.	äußerstes Ende, Pol, Extremität
extremitates, ium f. pl.	Gliedmaßen, Extremitäten
extremus, a, um	der äußerste
extrinsisch	von außen kommend, von außen her angeregt

F	
Facettengelenke	kleine Wirbelgelenke
facialis, e	zum Gesicht gehörig, Gesichts-, fazial
facies diaphragmatica f.	Zwerchfellseite
facies visceralis f.	Eingeweideseite, den Eingeweiden zugewandte Seite
facies, ei f.	Gesicht, Fläche, Oberfläche
faeces, faecum f. pl.	Kot, Stuhlgang, Faezes f. pl.
falciformis, e	sichelförmig
falx cerebri / cerebelli f.	Grosshirnsichel / Kleinhirnsichel
falx, falcis f.	Sichel, Sense, Falx f.
famulus, i m.	Diener, Gehilfe, Knecht
fascia cruris f.	Unterschenkelfaszie
fascia lata f.	Oberschenkelfaszie
fascia penis profunda f.	siehe Buck-Faszie
fascia perinei superficialis f.	Colles-Faszie
fascia, ae f.	straffe Bindegewebshülle von Muskeln oder Organen, sehnenartige Muskelhülle, Muskelbinde, Faszie f.
fascialis, e	die Faszie / Bindegewebshülle betreffend, Faszien-
fascicularis, e oder fascicolaris, e	zum kleinen Bündel gehörig, Faszikel-, faszikulär
fasciculus atrioventricularis m.	siehe His-Bündel
fasciculus, i m.	kleines Bündel von Muskel- oder Nervenfasern, Faszikel m. (Dim. von fascis, is m. – Bündel)

fastigium, i n.	Gipfel, höchster Punkt, Giebel(kante)
fauces, ium f.	Schlund, Kehle, Rachen
fel, fellis n.	Galle
Fellea f.	selten verwendete Kurzform für Vesica fellea f., Gallenblase
felleus, a, um	zur Galle gehörig, Gallen-
femoralis, e	zum Oberschenkel gehörig, zum Oberschenkelknochen (Femur) gehörig, femoral
femur, oris n.	Oberschenkelknochen, Oberschenkel, Femur m.
fenestra cochleae f.	Schneckenfenster, rundes Fenster (Innenohr)
fenestra vestibuli f.	Vorhoffenster, ovales Fenster (Innenohr)
fenestra, ae f.	Fenster, Öffnung
fer (Suffix)	-leitend, -führend; z.B sudorifer oder lactifer
Ferment n.	veraltet für Enzym (von fermentum, i n. – Gärstoff)
ferrum, i n.	Eisen
fetalis, e	zur Leibesfrucht gehörig, Fetal-, fetal
Fetalphase f. oder Fetalperiode f.	9. bis 38. Woche nach Befruchtung. Das Wachstum steht im Vordergrund (die Organentwicklung ist bereits abgeschlossen). Vgl. Embryonalphase
Fetus m. oder Foetus m.	Leibesfrucht
fetus, us m.	Leibesfrucht
fibra, ae f.	Faser
fibrae obliquae f.	Querfasern (z.B. der Magenmuskulatur)
fibrilla, ae f.	Fäserchen, Fibrille f.
Fibrinoid n.	eosinophiles Material, vermutlich degeneriertes Protein
Fibroblast m.	aktiver, beweglicher Zelltyp im Bindegewebe: synthetisiert Prokollagen für die Faserbildung. Vgl. Fibrozyt
fibrocartilago, inis m.	Faserknorpel
fibrosus, a, um	faserreich, faserig, fibrös
Fibrozyt m.	unbewegliche und verzweigte Bindegewebszelle, die an der Faserbildung nicht mehr teilnimmt; Funktion: Stoffwechsel im Gewebe und Stützfunktion; entstanden aus Fibroblasten. Vgl. Fibroblast
fibula, ae f.	Wadenbein, Fibula f.
fibularis, e	zum Wadenbein gehörig, Wadenbein-, wadenbeinseitig, fibular; Synonym: peronaeus, a, um
Filament n.	Proteinfaden, zum Zytoskelett gehörig
filamentum, i n.	fadenförmiges Gebilde, Faser, Faden, Filament n.
filiformis, e	fadenförmig, filiform
filum terminale n.	Endfaden (kaudal des Conus medullaris). Enthält keine Nervenzellen.

filum, i n.	Faden
fimbria, ae f.	Franse, Fimbrie f.
fimbriatus, a, um	mit Fransen versehen
fissura, ae f.	Spalte, Riss, Fissur f.
Fixierung f.	Vorgang zur Verhinderung von Zellzersetzungsprozessen bei der Herstellung histologischer Präparate
flaccidus, a, um	schlaff, ohne Spannung
flagellatus, a, um	begeißelt, mit Geißeln versehen
flagellum, i n.	Geißel, Flagelle f. (dient der Fortbewegung)
flavus, a, um	gelb
flexio, onis f.	Beugung, Flexion f.
flexor, oris m.	Beuger, Beugemuskel
flexura coli dextra / sinistra f.	rechte / linke Dickdarmbiegung, Kolonflexur
flexura, ae f.	Biegung, Flexur f.
flexus, a, um	gebogen
flocculus, i m.	kleine Flocke, Flöckchen (Struktur am Cerebellum)
floccus, i m.	Flocke
flos, oris m.	Blume, Blüte
fluctuatio, onis f.	wellenartige Bewegung, schwappende Flüssigkeitsbewegung, Wechsel, Fluktuation f.
fluidus, a, um	fließend
focalis, e	herdförmig, Herd-, von einem Herd ausgehend, fokal
focus, i m.	Herd, Krankheitsherd, Brennpunkt
foetus, i m.	siehe Fetus m.
foliatus, a, um	blätterreich, aus Blättern bestehend, Blätter-
folium, i n.	Blatt
follicularis, e	schlauchartig, zum Follikel gehörig, follikulär
folliculi lymphatici aggregati m.	siehe Peyer-Plaques
folliculus ovaricus primarius / secundarius / tertiarius m.	Primärfollikel / Sekundärfollikel / Tertiärfollikel
folliculus ovaricus primordialis m.	Primordialfollikel
folliculus, i m.	Drüsenschlauch, Säckchen, Bläschen, knotenförmige Zellansammlung, Follikel
Follikel m.	Drüsenschlauch, Säckchen, Bläschen, knotenförmige Zellansammlung
Follikelatresie f.	Rückbildung oder Abbau von Follikeln des Ovars
Fontana-Räume	Feine Freiräume im Reticulum trabeculare des Kammerwinkels des Auges. Beteiligt am Abflussweg des Kammerwassers. Siehe dazu Angulus iridocornealis.
fonticulus anterior m.	große Fontanelle, viereckig

fonticulus mastoideus m.	hintere Seitenfontanelle
fonticulus posterior m.	kleine Fontanelle, dreieckig
fonticulus sphenoidalis m.	vordere Seitenfontanelle
fonticulus, i m.	Fontanelle, kleine Quelle; tastbare Knochenlücke zwischen den kindlichen Schädelknochen.
foramen epiploicum n.	siehe foramen omentale
foramen interventriculare n.	syn. Monro-Foramen; Jeder der beiden Seitenventrikel des Gehirns ist über ein Foramen interventriculare mit dem 3. Ventrikel verbunden.
foramen intervertebrale n.	Zwischenwirbelloch / -öffnung, Neuroforamen. Hier tritt jeweils ein Nervus spinalis aus.
foramen ischiadicum majus / minus	großes / kleines Sitzbeinloch
foramen jugulare n.	Drosselloch (Schädelbasis)
foramen magnum n.	großes Hinterhauptsloch, großes Loch; Hier tritt die Medulla oblongata aus dem Schädel aus.
foramen mandibulae n.	Unterkieferloch
foramen nutricium n.	Ernährungsöffnung, Foramen nutriens. Öffnung für ernährende Gefäße in einem Knochen.
foramen obturatum n.	Hüftloch (wörtlich "verstopftes / verschlossenes Loch", da es durch die Membrana obturatoria verschlossen ist)
foramen omentale n.	syn. foramen epiploicum, Winslow-Foramen. Einziger Zugang zur Bursa omentalis.
foramen ovale n.	ovales Loch: 1) Loch zwischen den Vorhöfen im Herz des Fetus, das sich normalerweise in den ersten Lebenstagen verschließt. 2) Loch in Schädelbasis zum Durchtritt des N. mandibularis.
foramen venae cavae n.	Hohlvenenloch zum Durchtritt der unteren Hohlvene (V. cava inferior) durch das Zwerchfell
foramen vertebrale n.	Wirbelloch. Alle Wirbellöcher übereinander bilden den Wirbelkanal.
foramen, inis n.	Loch, Öffnung, Lücke, Foramen n.
foramina sacralia n.	Kreuzbeinlöcher
forceps, ipis m.	Zange
forensis, e	gerichtlich, forensisch
forma, ae f.	Form, Gestalt
formatio reticularis f.	Netzformation, netzartiges Gebilde
formatio, onis f.	Gebilde, Formation, Gestaltung
formis, e (Suffix)	-förmig, geformt wie
fornicatus, a, um	gewölbt, mit einer Wölbung versehen
fornix cerebri m.	Gehirngewölbe
fornix vaginae m.	Scheidengewölbe
fornix, icis m.	Gewölbe, Wölbung, Bogen
fortis, e	stark, kräftig

fossa acetabuli f.	Hüftpfannengrube
fossa axillaris f.	Achselhöhle
fossa cerebellaris f.	Kleinhirnmulde / -grube
fossa cranii anterior / media / posterior	vordere / mittlere / hintere Schädelgrube
fossa cubitalis f.	Ellenbogengrube
fossa hypophysialis f.	Hypophysengrube (im Os sphenoidale)
fossa iliaca f.	Darmbeingrube
fossa intercondylaris f.	Zwischenknorrengrube, Gelenkknorrengrube
fossa jugularis f.	Drosselgrube, siehe Jugulum
fossa olecrani n.	Olecranongrube im dorsalen Humerus
fossa poplitea f.	Kniekehle
fossa radialis f.	Radiusköpfchengrube im Humerus
fossa rhomboidea f.	Rautengrube
fossa supraspinata / infraspinata f.	Obergrätengrube / Untergrätengrube
fossa temporalis f.	Schläfengrube
fossa, ae f.	Graben, Grube, Mulde
Fötus m.	siehe fetus, us m.
fovea capitis femoris f.	Hüftkopfgrube
fovea, ae f.	Grube
foveola, ae f.	kleine Grube, Grübchen
foveolae gastricae f.	Magengrübchen
Fragment n.	Bruchstück (eines Knochens)
Fraktur f.	Knochenbruch
frenulum labii sup./inf. n.	Oberlippenbändchen / Unterlippenbändchen
frenulum linguae n.	Zungenbändchen
frenulum praeputii n.	Vorhautbändchen
frenulum, i n.	kleiner Zügel, Bändchen (Dim. v. frenum – Zügel, Band)
frondosus, a, um	zottenreich, mit vielen Zotten besezt
frons, frontis f.	Stirn, Vorderseite
frontal	siehe frontalis, e
frontalis, e	in der Stirnebene gelegen, stirnwärts, zur Stirn gehörig, Stirn-, frontal
fructus, us m.	Frucht
Functionalis f.	Stratum functionale endometriale; Diese Schicht wird weiter unterteilt in ein Stratum compactum und ein Stratum spongiosum. Die Functionalis wird je nach Hormonlage aufgebaut oder abgestoßen. Bei Gravidität wird sie zur Dezidua.
functionalis, e	eine Leistung erbringend, Funktions-
funda, ae f.	Schleuder
fundamentum, i n.	Grundlage
fundiformis, e	schleuderförmig, geformt wie eine Schleuder
fundus ventriculi m. und fundus gastricus m.	Magengrund (kranial gelegen), Magenkuppel

fundus, i m.	Boden, Grund
fungiformis, e	pilzförmig
fungus, i m.	Pilz
funiculus anterior / lateralis / posterior m.	Vorderstrang / Seitenstrang / Hinterstrang (Rückenmark)
funiculus spermaticus m.	Samenstrang
funiculus umbilicalis m.	Nabelschnur (siehe auch Wharton-Sulze)
funiculus, i m.	kleiner Strang
furcatio, onis f.	Gabelung (von furca, ae f. – Gabel)
fusiformis, e	spindelförmig
fusus, i m.	Spindel

G	
gala, galaktos n. gr.	Milch
galea aponeurotica f.	Aponeurosis epicranialis f., Sehnenhaube des Schädeldachs, sehnige Haube
galea, ae f.	Haube, Helm
Galen-Vene	Vena magna cerebri. Unpaare Vene im Dach des 3. Ventrikels. Sie mündet in den Sinus rectus.
gallertig	gleichzeitig fest, durchsichtig und gelatineartig
gallus, i m.	Hahn
Gameten m.	Keimzellen (= Spermien und Eizellen). Sie sind haploid. Befruchtet ein Spermium eine Eizelle, so entsteht eine diploide Zygote.
gametes m. gr.	Gatte
Ganglienzelle	Nervenzelle
ganglion n. gr.	1) Nervenknoten; knotige Ansammlung von Nervenzellkörpern 2) Überbein
ganglion spinale n.	Spinalganglion
ganglion trigeminale n.	siehe Gasser-Ganglion
gap engl.	Lücke
gap junction engl.	offener Kontakt, Nexus, Macula communicans f.; Verbindungsstelle zweier Zellen; dient dem Stoffaustausch und der Weiterleitung elektrischer Signale.
Gartner-Gang	siehe Ductus longitudinalis epoophori
Gasser-Ganglion n.	Ganglion trigeminale. Sensibles Ganglion des N. trigeminus, das der Felsenbeinpyramide anliegt. Es entspricht einem Spinalganglion. Hier zweigt sich der N. trigeminus in seine drei Hauptäste N.ophthalmicus (V1), N. maxillaris (V2) und N. mandibularis (V3) auf.
gaster, gastros f. gr.	Magen, Bauch
gastral	den Magen betreffend, Magen-
gastricus, a, um	zum Magen gehörend, Magen-, gastral

gastrocnemius, a, um	zur bauchigen Wade gehörig, Wadenbauch- (von –cnemius, a, um – die Wade betreffend, Waden-)
gastrointestinal	den Magen-Darm-Trakt betreffend, Magen-Darm-
Gastrula f.	Becherkeim. Er wird gebildet aus der Blastozyste und besteht aus zwei Keimblättern: dem inneren Entoderm und dem äußeren Ektoderm.
Gastrulation f.	Bildung der Gastrula, Ausbildung der Keimblätter
gelatinosus, a, um	gallertartig, leimig
gemelli, orum m.	Zwillinge
gemellus, a, um	doppelt, Doppel-, Zwillings-
gemini, orum m	Zwillinge
geminus, a, um	doppelt, Doppel-, Zwillings-
gen (Suffix)	-hervorrufend, -erzeugend
Gen n.	Erbeinheit, Erbanlage; die Gene tragen die Erbinformation.
geneion n. gr.	Kinn
Genese f.	Entstehung, Erzeugung, Entwicklung
geniculatus, a, um	knieförmig, abgeknickt
geniculum, i n.	kleines Knie, Abknickung (Dim. v. genu, us n. – Knie)
genio- gr.	Kinn-, zum Kinn gehörig (von geneion n. gr. – Kinn)
genioglossus, a, um	zum Kinn und zur Zunge gehörig, Kinn- und Zungen-,
genitalis, e	zu den Geschlechtsorganen gehörig, zur Zeugung gehörig, genital
Genlocus m.	Genort
Genom n.	Erbgut; Gesamtheit aller Gene einer Zelle zusammen mit der vollständigen nichtkodierenden DNA.
genu, us n.	Knie
germen, inis n.	Keim
germinativus, a, um	zum Keimen dienend, Keim-, Keimzellen-
Gestagene n.	wichtigstes Gestagen: Progesteron
gestatio, onis f.	Schwangerschaft, Gravidität f. (von gestare – tragen)
gingiva, ae f.	Zahnfleisch
gingivalis, e	zum Zahnfleisch gehörig, Zahnfleisch-, gingival
glabella, ae f.	haarloser Bereich zwischen den Augenbrauen, kleine Glatze
glandotrop	auf eine Drüse wirkend
glandula bulbourethralis f.	siehe Cowper-Drüse
glandula lacrimalis f.	Tränendrüse
glandula mammaria f.	Milchdrüse, Brustdrüse, Mamma
glandula parathyroidea f.	Nebenschilddrüse, Epithelkörperchen; produziert Parathormon.
glandula parotidea f. oder glandula parotis f.	Ohrspeicheldrüse; rein serös

glandula pinealis f.	siehe Corpus pineale n.
glandula salivaria f.	Speicheldrüse
glandula sublingualis f.	Unterzungenspeicheldrüse; vorwiegend mukös
glandula submandibularis f.	Unterkieferspeicheldrüse; vorwiegend serös
glandula suprarenalis f.	Nebenniere; sie produziert: - Zona glomerulosa der Rinde (außen): Mineralokortikoide - Zona fasciculata der Rinde (mittig): Glukokortikoide - Zona reticularis der Rinde (innen): Geschlechtshormone - Nebennierenmark (= Medulla): Adrenalin und Noradrenalin
glandula thyreoidea f. oder glandula thyroidea f.	Schilddrüse, kurz: Thyreoidea oder Thyroidea f.; sie produziert: - T3 = Trijodthyronin (= Wirkform) - T4 = Tetrajodthyronin = Thyroxin (= inaktive Vorstufe von T3) - in den parafollikulären C-Zellen: Kalzitonin
glandula vestibularis major f.	siehe Bartholin-Drüse
glandula, ae f.	Drüse (Dim. v. glans, glandis – Eichel)
glandulae ciliares f.	siehe Moll-Drüsen
glandulae duodenales f.	siehe Brunner-Drüsen
glandulae intestinales f	siehe Lieberkühn-Krypten
glandulae salivariae f.	Speicheldrüsen
glandulae sebaceae f.	siehe Zeis-Drüsen
glandulae sudoriferae f.	Schweißdrüsen
glandulae tarsales f.	siehe Meibom-Drüsen
glandulae urethrales f.	siehe Littré-Drüsen
glandularis, e	zu einer Drüse gehörig, Drüsen-, glandulär
glans, glandis f.	Eichel
glene f. gr.	Augapfel
glenohumeralis, e	die Schultergelenkspfanne und den Oberarmknochen betreffend
Glenoid n.	kurz für Cavitas glenoidalis f., Schultergelenkspfanne, Schulterhöhle
glenoidalis, e	zur Schultergelenkspfanne gehörig, Schultergelenkspfannen-, glenoidal (eigentlich: dem Augapfel ähnlich)
glia, ae f.	Stützgewebe des Nervensystems; (von glia f. gr. – Leim)
Gliagrenzmembran	Membrana limitans gliae; Schützende Abgrenzung von Hirngewebe gegenüber Hirnhäuten und Blutgefäßen; hauptsächlich gebildet von Astrozyten

Gliazellen	= Neuroglia: Astrozyten, Oligodendrozyten, Ependymzellen, Hortega-Zellen (Mikroglia)
Glisson-Kapsel	Leberkapsel aus derbem Bindegewebe, Tunica fibrosa f.
Glisson-Trias	Trias hepatica: Arteria und Vena interlobularis sowie Ductus interlobularis bilifer (=ableitender Gallengang)
globus pallidus m.	kurz: Pallidum n.; Gehört zu den Basalganglien und zum extrapyramidalmotorischen System und erzeugt einen bewegungsfördernden Effekt. Somit ist es als Antagonist des Striatums anzusehen (vereinfacht).
globus, i m.	Kugel
glomerulosus, a, um	reich an Knäueln, Knäuel-, zum Gefäßknäuel gehörig, Gefäßknäuel-, glomerulös
glomerulus, i m. oder glomerulum, i n.	kleiner Gefäßknäuel, kleiner Kapillargefäßknäuel, kleiner Knäuel (Dim. v. glomus, eris n. – Knäuel)
glomus caroticum n.	Karotisknäuel. Chemorezeptor im Teilungswinkel der A. carotis communis.
glomus, eris n.	Knäuel
glossa f. gr.	Zunge, Sprache
glossus, a, um	zur Zunge gehörig, Zungen-
glotta f. gr.	Zunge, Sprache
glottis, idis f.	Stimmorgan im Kehlkopf mit den zwei Stimmbändern
Glucagon n. oder Glukagon n.	Hormon; erhöht den Blutzuckerspiegel; gebildet in den A-Zellen der Langerhansinseln des Pankreas
gluteus, a, um und glutaeus, a, um	zur Gesäßbacke gehörig, Gesäß-, gluteal
Glycokalyx f.	Anlagerung von Kohlenhydraten (als Glycoproteine und Glycolipide) an der Außenseite einer Zellmembran. (von: kalyx gr. – Mantel, Hülle)
glyko-, glyco, gluko-, gluco- gr.	süß, Zucker-, Traubenzucker-
Glykogen n.	Speicherform der Glukose; hauptsächlich in Leber und Muskel
glykys gr.	süß
gnatho- gr.	Kiefer-
Gnathoschisis f.	Kieferspalte
gnosis f. gr.	das Erkennen
Golgi-Apparat m.	Zellorganelle mit membranbegrenzten Zisternen und Vesikeln; dient der Proteinmodifikation, -sortierung und –transportvermittlung.
gonadal	Geschlechtsdrüsen-, zu den Eierstöcken und/oder Hoden gehörig

Gonaden gr.	Geschlechtsdrüsen (= Eierstöcke und Hoden)
gonadotrop	auf die Geschlechtsdrüsen (Gonaden) wirkend
gone f. gr.	Erzeugung, Geschlecht, Abstammung
gonos m. gr.	Erzeugung, Geschlecht, Abstammung
Gonosom n.	Geschlechtschromosom (X oder Y)
Graaf'scher Follikel	sprungreifer Tertiärfollikel im Ovar, enthält Eizelle und Eihügel
gracilis, e	dünn, zart
gradus, us m.	Schritt
granularis, e	körnig, Körnchen-, granulär
granulatio, onis f.	Körnelung, Granulation f.
granulationes arachnoideae f.	siehe Pacchioni-Granulationen
Granulosaluteinzellen	Zellen, die aus Granulosazellen entstanden sind bei Bildung des Corpus luteum; produzieren Progesteron
Granulosazellen	Follikelepithelzellen des Graaf-Follikels
granulosus, a, um	körnerreich, Körnchen-
Granulozyt m.	weißes Blutkörperchen mit körniger Struktur; Aufteilung nach Anfärbbarkeit in basophile, eosinophile und neutrophile (90%) Granulozyten; fähig zur Phagozytose, zur Adhäsion an das Gefäßendothel und zur Migration sowie Diapedese.
granulum, i n.	Kornchen
granum, i n.	Korn
graviditas, atis f.	Schwangerschaft, Gravidität f.
Gravidität f.	Schwangerschaft
gravidus, a, um	schwanger, gravid
griseus, a, um	grau
growth factor engl.	Wachstumsfaktor
gubernaculum, i n.	Steuerruder, Führungsband
gula, ae f.	Kehle, Rachen
gustatorius, a, um	den Geschmackssinn betreffend, Geschmacks-, gustatorisch
Guyon-Loge f.	Ulnartunnel, Canalis ulnaris. Physiologische Engstelle an der palmaren Kleinfingerseite der Handwurzel. Sie wird durchzogen von A. ulnaris und N. ulnaris.
gyne, gynaikos f. gr.	Frau
gyrus postcentralis m.	hintere Zentralwindung; hat sensorische Funktionen
gyrus praecentralis m.	vordere Zentralwindung; hier beginnt die Pyramidenbahn (motorisch)
gyrus, i m.	Windung, Gehirnwindung

H	
H.E.-Färbung	siehe Hämatoxylin-Eosin-Färbung
habenula, ae f.	Zirbeldrüsenstiel, Epiphysenstiel, Zügelchen, Riemchen
haemo-, haemato-, häm-	Blut- (von gr. haima, haimatos n. – Blut)
hallux, ucis m.	Großzehe
Häm n.	Farbstoffanteil (rot) des Hämoglobins und Myoglobins; Komplex aus zentralem Eisenion und umgebendem Protoporphyrin.
Hämatopoese f.	Blutbildung
Hämatoxylin n.	basischer, blauer Farbstoff
Hämatoxylin-Eosin-Färbung	histologische Färbung: Kerne bläulich, Zytoplasma rot, Kollagen rot
hamatus, a, um	hakenförmig
Hämoglobin n. (Abkürzung: Hb)	roter Blutfarbstoff (v.a. in den Erythrozyten); Verbindung aus vier Untereinheiten aus jeweils einem Hämanteil und einem Proteinanteil (Globulin); Funktion: v.a. Sauerstofftransport.
Hämolyse f.	Membranauflösung bei Erythrozyten -> die Erythrozyten lösen sich auf.
Hämostase f. gr.	Blutstillung
Hämozytoblast m.	Stammzelle von Blutzellen, hämatopoetische Stammzelle
hamulus, i m.	Häckchen
haplo- gr.	einfach
Hassall'sche Körperchen	Corpuscula thymica, Thymuskörperchen: konzentrisch angeordnete Zellanhäufungen im Thymusmark
haustra coli n. pl.	Ausbuchtungen des Dickdarms zwischen den Tänien, Dickdarmhaustren, Dickdarmausbuchtungen
haustrum, i n.	Ausbuchtung des Dickdarms, Schöpfrad, Schöpfeimer
Havers'sche Kanäle	Zentralkanäle, Canales centrales: feinste Blutgefäßkanäle in Knochenlängsrichtung, quer verbunden durch Volkmann-Kanäle.
Havers'sches System	Osteon, Knochenröhrchen
Head'sche Zone, Head-Zone	Hautgebiet, das vom selben Spinalnerven versorgt wird wie ein bestimmtes inneres Organ -> bei Erkrankung des inneren Organs werden Schmerzen im zugehörigen Hautgebiet empfunden = Fehlinterpretation; Es ist auch möglich, über das Hautgebiet (z.Bsp. durch Wärme) auf das zugehörige innere Organ einzuwirken.
helicinus, a, um	schneckenförmig / schraubenförmig gewunden
helicotrema, atis n.	Schneckenloch

helix, icis f.	Schnecke, wendeltreppenförmiges Gebilde, schneckenförmige / schraubenförmige Windung; Ohrleiste (äußerer Rand der Ohrmuschel)
hemi- gr.	halb-
Hemidesmosom n.	einseitig ausgebildetes Desmosom
hemisphaerium, i n.	Hälfte, Halbkugel, Hemisphäre
Henle-Schleife	Ansa nephrica
Hensen-Streifen	siehe H-Zone (im Sarkomer)
hepar, atis n.	Leber
hepaticus, a, um	zur Leber gehörig, Leber-, hepatisch
hepatisch	Leber-, zur Leber gehörig
hepato-	Leber-, zur Leber gehörig
Hepatozyt m.	Leberzelle
hereditarius, a, um	erblich, vererbbar, hereditär
hernia, ae f.	Eingeweidebruch, Bruch (nicht Knochenbruch !), Vorfall von Eingeweiden aus der Bauchhöhle, Hernie f.
hetero- gr.	verschieden, anders, ungleich
Heterochromatin n.	kondensiertes Chromatin, inaktiv (vgl. Euchromatin)
heterogeneus, a, um	aus verschiedenartigen Bestandteilen bestehend, uneinheitlich, heterogen (vgl. homogen)
heterolog gr.	nicht übereinstimmend, unterschiedlich aufgebaut
heterozygot	an einem Genlocus homologer Chromosomen sind zwei verschiedene Allele vorhanden
hiatus adductorius m.	Adduktorenschlitz
hiatus aorticus m.	Aortenschlitz (im Zwerchfell)
hiatus oesophageus m.	Speiseröhrenschlitz, Speiseröhrenöffnung (im Zwerchfell)
hiatus, us m.	Schlitz, Spalte, Lücke
hilus, i m. oder hilum, i n.	Ein- / Austrittsstelle für Gefäße, Nerven und andere Strukturen in ein Organ; Pforte, Organeinbuchtung; Stiel
hippocampus, i m.	Seepferdchen, Hippocampus m. (gehört zum limbischen System)
hirci, orum m.	Achselhaare
His-Bündel	Fasciculus atrioventricularis, AV-Bündel. Fortsetzung des Aschoff-Knotens im Herzreizleitungssystem, das die elektrische Erregung von Vorhofhöhe auf Kammerhöhe überträgt. Notfalls fungiert es als tertiärer Schrittmacher. Es spaltet sich weiter auf in die Tawara-Schenkel.
Histiozyt m.	ortsständiger Gewebsmakrophage; meist runde Zelle im lockeren Bindegewebe; fähig zur Phagozytose.
histo- gr. und histio- gr.	das Körpergewebe betreffend, Körpergewebe-
Histologie f.	Lehre von den Körpergeweben

Histon n.	basisches, mit der DNS verbundenes Protein (im Zellkern); Funktion: dichte DNS-Aufwickelung und damit Platzersparnis.
histos m. gr.	Gewebe
Hoffa-Fettpolster / -körper	Corpus adiposum infrapatellare. Fettpolster, das ventral des Kniegelenkspaltes und distal der Patella liegt.
holokrine Sekretion	die ganze Zelle wird als Sekret abgesondert (von gr. krinein – absondern, ausscheiden)
holos gr.	ganz, gesamt, völlig
homo, inis m.	Mensch, Mann
homogeneus, a, um	gleichartig, aus gleichen Bestandteilen bestehend, homogen (vgl. heterogen)
homolog gr.	übereinstimmend, gleich aufgebaut, einander entsprechend
homologe Chromosomen	Chromosomen, die die selbe Anordnung der Genloci besitzen
homöo-	ähnlich, gleich (von gr. homoios – ähnlich, gleich)
Homöostase f.	Gleichstand, das Aufrechterhalten eines gleichbleibenden Milieus oder Zustandes
homozygot	an einem Genlocus homologer Chromosomen sind zwei gleiche Allele vorhanden
homunculus, i m.	Menschlein (Dim. v. homo m. – Mensch)
horizontalis, e	waagrecht, horizontal
Hormon n. gr.	Botenstoff, Steuerungsstoff, Antriebsstoff (von gr. hormaein – anstoßen, in Bewegung setzen)
Hortega-Gliazellen	Mikroglia, "Makrophagen des Nervensystems"
Howship-Lakunen	Resorptionslakunen. Aushöhlungen in der Knochensubstanz, die durch Osteoklastentätigkeit entstanden sind.
humanus, a, um	menschlich, Menschen-, human
humeralis, e	den Oberarmknochen betreffend, Oberarmknochen-, humeral
humero-	den Oberarmknochen betreffend, Oberarmknochen-
humerus, i m.	Oberarmknochen, Humerus m.
humilis, e	niedrig, klein
humoral	die Körperflüssigkeiten betreffend (von: humor m. – Flüssigkeit)
Hyalin n.	degeneriertes Protein mit glasig-durchsichtigem Aussehen
hyalinus, a, um	durchsichtig, glasartig, hyalin
hyaloideus, a, um	1) glasartig, hyaloid 2) zum Glaskörper des Auges gehörig
hyalus, i m.	Glas (von gr. hyalos f. – Glas)

hybrid gr.	von zweierlei unterschiedlicher Herkunft, durch Kreuzung entstanden
hydor, hydatos n. gr.	Wasser
hydro- gr.	Wasser-
hymen, inis m.	Jungfernhäutchen
hymenalis, e	das Jungfernhäutchen betreffend, Jungfernhäutchen-, hymenal
hyo- gr.	zum Zungenbein gehörig, Zungenbein-
Hyoid n.	Kurzform für Os hyoideum, Zungenbein
hyoideus, a, um	zum Zungenbein gehörig, Zungenbein-, ypsilonförmig (von gr. hyoeides: Y-förmig, geformt wie ein Schweinerüssel)
hyp- und hypo- gr.	darunter, zu wenig, unter-, weniger als normal
hyper- gr.	über-, übermäßig, darüber, mehr als normal
Hyperplasie f.	Anstieg der Zellanzahl eines Organs und damit Organvergrößerung. Die Masse und Größe der einzelnen Zellen ändert sich dabei nicht. (Vgl. Hypertrophie)
Hypertonie f.	über altersspezifischen Normbereich erhöhter (Blut)druck
Hypertrophie f.	Anstieg der Masse und Größe der Zellen eines Organs und damit Organvergrößerung. Die Anzahl der Zellen ändert sich dabei nicht. (Vgl. Hyperplasie)
hypno- oder hypn- gr.	den Schlaf betreffend, Schlaf-
hypnos m. gr.	Schlaf
hypo- und hyp- gr.	unter-, zu wenig, darunter, weniger als normal
hypochondriacus, a, um	im seitlichen Oberbauchbereich gelegen, seitlich unter den Brustknorpeln gelegen, zum Hypochondrium gehörig
Hypochondrie f.	übersteigerte Wahrnehmung des eigenen Körpers mit ständiger Angst, schwer krank zu sein; Krankheitswahn
hypochondrium, i n.	seitliche Oberbauchregion, seitlicher Bereich unter den Brustknorpeln, seitlicher Rippenbogenbereich, Hypochondrium n., Regio hypochondriaca f.
hypogastricus, a, um	unterhalb des Magens gelegen, hypogastrisch
hypogastrium, i n.	untere Bauchregion, Hypogastrium n.
hypoglossus, a, um	unter der Zunge gelegen
hyponychium, i n.	Übergangsstreifen zwischen Nagelbettepithel und Epidermisepithel
hypopharynx, gis m./f.	unterer Rachenraum, Kehlkopfrachenraum, Hypopharynx m., Pars laryngea pharyngis f.
hypophysis, is f.	Hirnanhangsdrüse; Besteht aus einem Hypophysenvorderlappen (HVL) und einem Hypophysenhinterlappen (HHL)

hypothalamicus, a, um	zum Hypothalamus gehörend, unter dem Thalamus liegend
hypothalamus, i m.	unter dem Thalamus gelegene zentralnervöse Region, Hypothalamus m.
hypothenar, aris n.	Kleinfingerballen
Hypotonie f.	unter altersspezifischen Normbereich verminderter (Blut)druck
hypoxia, ae f.	Mangel an Sauerstoff, Hypoxie
H-Zone	Hensenscher Streifen im Sarkomer innerhalb der A-Bande

I (siehe auch unter J)	
iatrogeneus, a, um	durch den Arzt hervorgerufen, iatrogen (von gr. iatros m. und gr. iater m. Arzt)
I-Bande	im Sarkomer: isotrope Bande, hell
icterus, i m.	Gelbsucht, gelbliche Färbung, Ikterus m. (von gr. m. ikteros)
icus, a, um (Suffix)	betreffend, gehörig
ideus, a, um (Suffix)	-förmig, -artig, ähnlich wie
ileum, i n.	Krummdarm, Ileum n.
ileus, a, um	krumm
ileus, i m.	Darmverschluss, Ileus m.
ilia, ium n.	Weiche zwischen Rippenbogen und Leiste, Gedärme
iliacus, a, um	zum Darmbein gehörig, iliakal
Iliosakralgelenk (ISG)	Darmbein-Kreuzbein-Gelenk, Articulatio iliosacralis; auch: Sakroiliakalgelenk, Articulatio sacroiliaca f.
Ilium, i n.	kurz für os ilii, Darmbein
im-	hinein
immun	unempfindlich gegen einen bestimmten Krankheitserreger
immunis, e	gefeit gegen, geschützt gegen; rein
Immunität f.	Unempfindlichkeit gegen einen bestimmten Krankheitserreger
Immunsystem n.	Abwehrsystem gegen Krankheitserreger, Fremdkörper und gegen anormale Körperzellen
impar, aris	ungleich
impermeabilis, e	undurchdringlich, undurchlässig, impermeabel
impotentia, ae f.	das Unvermögen, Impotenz f.
impressio, onis f.	Eindruck, Vertiefung, Impression f.
imus, a, um	der unterste
in- (als Präfix)	un- (als Negation)
in- (Präposition u. Präfix)	hinein-, ein-
in situ	in der natürlichen Lage
in vitro	im Reagenzglas
in vivo	am lebenden Objekt, am Lebenden

incisio, onis f.	Einschnitt, operative Öffnung, Inzision f.
incisivus, a, um	einschneidend, dem Schneiden dienend, Schneide-
incisura, ae f.	Einschnitt, Inzisur f.
inclinatio, onis f.	Neigung, Inklination f.
inclusio, onis f.	Einschließung
incubare	ausbrüten, bewachen (z.B. Inkubationszeit)
incus, cudis f.	Amboß
index, icis m./f.	Zeigefinger
indicatio, onis f.	Anzeige, Heilanzeige, Indikation f.
indizieren	anzeigen
indolens, entis	schmerzunempfindlich, indolent
Induration f.	Verhärtung
indusium, i n.	obere Schicht; Schleier
infans, antis m./f.	Kind, Knabe
infantilis, e	kindlich, infantil
Infektion f.	Eindringen und Vermehrung von Erregern, Ansteckung (von inficere – hineintun, anstecken, durchsetzen)
inferior, ius	der untere
inflammatio, onis f.	Entzündung, Inflammation f.
infra(-)	unter (räumlich)
infrapiriform	unterhalb des M. piriformis gelegen
infundibularis, e	zum Hypophysenstiel / Trichter gehörig
infundibulum, i n.	Hypophysenstiel, Trichter
inguen, inis n.	Leistengegend
inguinalis, e	zur Leistengegend gehörig, Leisten-, inguinal
innenrotieren	nach einwärts / innen drehen, zum Körper hindrehen
Innervation f.	Versorgung durch Nerven
inotrop (positiv oder negativ)	auf die im Herzmuskel erzeugte Kraft wirkend (= mehr oder weniger Kraft erzeugend)
insertio, onis f.	Ansatzstelle, Insertion f.
insipidus, a, um	nicht schmeckend, ohne Geschmack
Inspiration f.	Einatmung, Einatmen
inspirium, i n.	Einatmen, Inspiration f.
Insuffizienz f.	nicht mehr ausreichende Funktion und Leistung; Schwäche
insula, ae f.	Insel
Insulin n.	blutzuckersenkendes Proteohormon der B-Zellen der Langerhansinseln im Pankreas
integumentum, i n.	Hülle, Decke, äußere Haut
inter(-)	zwischen
Interaktion f.	wechselseitige Beeinflussung
intercalatus, a, um	dazwischengeschaltet
Interdentalzellen	Zellen im Cortischen Organ

interdigitatio, onis f.	Verzahnung von Zellen durch fingerförmige Fortsätze
interdigitierende Zellen	Zellen im Lymphknoten
Interferone n. (IFN)	Unterteilung in Interferon alpha, beta und gamma: unspezifische antivirale und antitumorale Wirkung, gesteigerte Zytotoxizität von Makrophagen, immunstimulierend, pyrogen.
Interkostalraum, Intercostalraum	Raum zwischen den Rippen, Zwischenrippenraum, Abk.: ICR
interlobaris, e	zwischen den Lappen liegend, Zwischenlappen-, interlobär
intermediär	in der Mitte zwischen zwei Teilen liegend
Intermediärfilamente n.	Strukturen des Zytoskeletts und des Karyoskeletts
intermedius, a, um	dazwischen gelegen
internodium, i n.	Zwischenraum zwischen zwei Knoten, Gewebsverdickung
internus, a, um	innen gelegen, der innere
interosseus, a, um	zwischen den Knochen gelegen
intersectio, onis f.	Einschnitt, Zwischensehne
interstitialis, e	im Zellzwischenraum liegend, interstitiell
interstitiell	im Zwischengewebe / Zellzwischenraum / Interstitium liegend; Zwischengewebe-, Zellzwischenraum-.
interstitium, i n.	Zwischenraum zwischen den Zellen, Zwischengewebe, Zellzwischenraum, Interstitium n.. Meist handelt es sich um Bindegwebe, in dem Blutgefäße und Nerven verlaufen.
intervertebralis, e	zwischen den Wirbeln gelegen, intervertebral
intestinalis, e	zum Darm gehörig, intestinal
intestinum crassum n.	Dickdarm; beinhaltet: Appendix vermiformis, Caecum, Kolon, Rektum und Analkanal
intestinum tenue n.	Dünndarm; besteht aus: Duodenum -> Jeiunum -> Ileum
intestinum, i n.	Darm, Intestinum n.
Intima f.	kurz für: Tunica intima; Gefäßinnenwand, innerste Schicht der Wand von Arterien, Venen und Lymphgefäßen.
intimus, a, um	der innerste
intra partum	während der Geburt
intra(-)	innerhalb (räumlich u. zeitlich)
intraartikulär	in ein Gelenk hinein, innerhalb eines Gelenks
intrakraniell	innerhalb des Schädels gelegen
intrakutan	in die Haut hinein, in der Haut
intramuralis, e	innerhalb der Wand eines Organs gelegen, intramural
intraperitoneal	innerhalb des Bauchfells gelegen

intrathekal	1) innerhalb der Dura mater spinalis = im Liquorraum 2) innerhalb der Theca folliculi
intravasal	innerhalb eines Gefäßes, in den Gefäßen; in ein Gefäß hinein
intravenös	in eine Vene hinein; innerhalb einer Vene
intrazellulär	innerhalb von Zellen, im Inneren einer Zelle
intrinsisch	von innen kommend, von innen her angeregt
intro-	hinein-
introitus, us m.	Eingang
intumescentia, ae f.	Anschwellung, Verdickung, Intumeszenz f.
invaginatio, onis f.	Einstülpung, Einschneidung, Invagination f.
Invasion f.	Einfall, Einrücken, Eindringen von Krankheitserregern
inversio, onis f.	Umkehrung
inversus, a, um	umgekehrt, verdreht, invers
Involution f.	Rückbildung eines Organs durch Verringerung seiner Zellzahl. Z.B physiologische Thymusinvolution ab der Geschlechtsreife.
Inzision f.	Einschnitt, operative Öffnung
Inzisivus m.	siehe dens incisivus
Ion n.	elektrisch geladenes Atom oder Molekül (von ion gr. wandernd, gehend)
ipsi-	selbst
ipsilateralis, e	auf der selben Seite gelegen, ipsilateral (Syn. homolateral, kollateral)
iridicus, a, um	zur Regenbogenhaut des Auges gehörend, Iris-
iris, iridis f.	Regenbogenhaut des Auges, Iris
irregularis, e	unregelmäßig, irregulär
irreversibilis, e	nicht umkehrbar, nicht rückgängig zu machen, irreversibel
is, inos f. gr.	Muskel, Sehne (z.B. inotrop)
ischiadicus, a, um	zum Sitzbein gehörig
ischium, i n.	Hüfte, Gesäß, Sitzbein (gr. ischion n.)
iso- gr.	gleich
Isocortex m.	größter Teil der Großhirnrinde; typisch ist seine Unterteilung in 6 Schichten
isoprismatisch	kubisch, würfelförmig
isotrop gr.	nach allen Richtungen die gleichen Eigenschaften zeigend
isthmus aortae m.	Aortenenge
isthmus faucium m.	Schlundenge, Rachenenge
isthmus, i m.	Engpass, Engstelle, schmaler Durchgangsweg (von gr. isthmos)
Ito-Zellen	Fettspeicherzellen im Disse-Raum (Leber); Speichern auch Vitamin A und produzieren Kollagen.
ivus, a, um (Suffix)	betreffend, gehörig

J (siehe auch unter I)	
jecur, jecoris n.	Leber
jejunalis, e	zum Leerdarm gehörend, Leerdarm-, jejunal
jejunum, i n.	Leerdarm, Jejunum n. (von ieiunus, a, um leer, nüchtern)
jugularis, e	zur Drosselgrube gehörig, Drosselgruben-
jugulum, i n.	Drosselgrube (Vertiefung zwischen beiden Claviculae kranial des Manubrium sterni), Jugulum n.
jugum, i n.	Joch, Kamm, Leiste
junction engl.	Verbindung, Verbindungsstelle
junctura cartilaginea f.	knorpelige Verbindung
junctura, ae f.	Verbindung
junctus, a, um	verbunden
juvenilis, e	in der Jugend, in jungem Alter auftretend, jugendlich, juvenil
juvenis, e	jung
juvenis, is m.	junger Mann
juxta(-)	neben(-)
juxtamedullär	neben dem Mark gelegen

K (siehe auch unter C)	
Kanüle f.	Hohlnadel
kapillär oder kapillar	haarfein, dünn wie ein Haar (von capillaris, e)
Kapillare f.	Haargefäß, kleinstes Blutgefäß
kardia f. gr.	1) Herz; 2) Magenmund, Kardia f.
kardial	das Herz betreffend, Herz-
kardiovaskulär	das Herz-Kreislauf-System betreffend, Herz-Kreislauf-
Karies f.	Zahnfäule (von caries f. - Fäulnis, Morschheit)
Karpaltunnel	Canalis carpi m., Handwurzelkanal. Wird durchzogen von N. medianus und Sehnen der langen Fingerbeuger.
Karyokinese f.	Kernteilung
karyon n. gr.	Kern
kata- gr.	hinab, von…herab, nach abwärts gerichtet
katabol gr.	abbauend (Gegenteil: anabol – aufbauend)
Katecholamine	Adrenalin und Noradrenalin; wirken stimulierend auf das sympathische Nervensystem
kaudal	siehe caudal
Kent-Bündel / -Leitungsstrang	Fasciculus atrioventricularis m. (Herz, Reizleitungssystem: zusätzliche Leitungsbahn zwischen Vorhof und Kammer)
keras, keratos n. gr.	Horn
Keratin n.	Hornstoff; Eiweißkörper in Haut, Haaren und Nägeln
Keratinisation f.	Verhornung

Keratinozyten m.	Epithelzellen der Epidermis, die sich mit der Zeit umwandeln von basalen Säulenzellen zu superfiziellen Hornschuppen
Kerckring'sche Falten	Plicae circulares, Ringfalten. Bis zu 1 cm hohe, zirkuläre Falten der Mucosa und Submucosa in Duodenum, Jejunum und Anfangsteil des Ileums. Funktion: Oberflächenvergrößerung der resorbierenden Schleimhaut.
Killian-Dreieck	siehe Laimer-Dreieck
kinesis f. gr.	Bewegung
Kinetochor n.	Synonym für Zentromer
Kinetosom n.	Basalkörperchen
Kinozilien	Flimmerhaare, Flimmerhärchen
Klasten	abbauende Zellen
Klon gr.	Schössling, Zweig
Koch-Dreieck	gedachtes Dreieck im rechten Vorhof des Herzens, das den Aschoff-Knoten enthält.
Kohlrausch-Falten	Plicae transversales recti. Meist drei Querfalten im Bereich von 5-12 cm oberhalb des Afters.
koilos gr.	hohl
kolla f. gr.	Leim
Kollagen n.	häufigstes Protein des Körpers; leimartig; vorkommend in Bindegewebe, Sehnen, Knorpel und Knochen
Kolloid n.	Stoff, der sich in feinster, auch mikroskopisch nicht mehr erkennbarer Verteilung befindet
Kompakta f.	kurz für Substantia compacta: äußere, dichte Knochensubstanz. Syn.: Kortikalis f., Substantia corticalis f.
Kompensation f.	Ausgleich
Konstriktion f.	Zusammenziehung
Kontamination f.	Beschmutzung, Verunreinigung
kontinuierlich	fortlaufend, durchlaufend, stetig
kontralateral	auf der Gegenseite liegend
Konzentration f.	Gehaltsangabe eines Stoffes bezogen auf ein definiertes Volumen
Konzeption f.	Empfängnis
Koronarebene	= Frontalebene
Koronarien	Herzkranzgefäße
Kortikalis f.	kurz für Substantia corticalis, dichte Knochenrinde; Synonyme: Substantia compacta oder Kompakta
kotyle f. gr.	Becher, Aushöhlung
Kotyledon f. gr.	eine von etwa 30 becherförmigen Einheiten in der Plazenta, die durch die Plazentasepten voneinander getrennt werden.

kranial, cranial	schädelwärts gelegen, zum Kopf hin (von cranium – Schädel)
kreas, kreatos n. gr. (auch: creas)	Fleisch
krin	absondernd, ausscheidend (z.B. holokrin, endokrin ...)
krinein gr.	absondern, ausscheiden
Krypte f.	verborgene Grube, Krypte (von gr. kryptos – verborgen)
kubisch	würfelförmig, isoprismatisch
Kupffer-Sternzellen	Makrophagen der Lebersinusoide mit verzweigtem Aussehen (daher Sternzellen)
kutan	Haut-, zur Haut gehörig (von cutaneus, a, um)
kutikula, ae f.	kleine Haut, Häutchen, Cuticula f.
kyphos gr.	nach vorne gebückt / gebeugt
Kyphose f.	Verkrümmung der Wirbelsäule mit dorsaler Konvexität, Buckel
kytos n. gr.	Höhlung, Zelle, Haut

L	
labialis, e	zu den Lippen gehörig, Lippen-, labial
Labien f. pl.	Schamlippen, Labia pudendi
labium articulare n.	Gelenklippe
labium externum / internum cristae iliacae n.	Außenkante / Innenkante des Darmbeinkamms
labium laterale / mediale lineae asperae n.	äußere / innere Kante der rauhen Knochenleiste (Femur)
labium majus / minus pudendi n.	große/kleine Schamlippe
labium superius / inferius n.	Oberlippe / Unterlippe
labium, i n.	Lippe, Rand
labrum glenoidale n.	knorpelige Lippe an der Schultergelenkspfanne
labrum, i n.	lippenförmiger Rand, Gelenklippe
labyrinthus membranaceus m.	häutiges Labyrinth
labyrinthus osseus m.	knöchernes Labyrinth
labyrinthus, i m.	Irrgang, Labyrinth (von labyrinthos gr. m.)
lac, lactis n.	Milch
lacer, era, erum	zerrissen, zertrümmert
lacertus, i m.	flächiger Sehnenzug
lacinatus, a, um	mit Zipfeln versehen
lacinia, ae f.	Zipfel
lacrima, ae f.	Träne
lacrimalis, e	auf die Tränen bezogen, Tränen-, lakrimal
lactans	Milch gebend, Milch absondernd
lactatio, onis f.	Milchabsonderung, Laktation f.

lacterus, i m.	Oberarm
lactifer, fera, ferum	milchführend
lacuna musculorum f.	Muskelspalt, Muskellücke, Muskelfach
lacuna vasorum f.	Gefäßspalt, Gefäßlücke, Gefäßfach
lacuna, ae f.	Lücke, Loch, Aushöhlung, Grübchen, Spalt
lacunae urethrales f.	siehe Morgagni-Lakunen
lacus lacrimalis m.	Tränensee
lacus, us m.	See
LAD	siehe Ramus interventricularis anterior
laesio, onis f.	Verletzung, Läsion f.
Laimer-Dreieck	Schwachstelle der Speiseröhrenwand, die hier nur aus Ringmuskeln besteht (Längsmuskulatur ist an dieser Stelle nicht vorhanden). Liegt am Übergang des Pharynx zur Speiseröhre.
lambda n. gr.	der griechische Buchstabe Lambda: λ
lambdoideus, a, um	ähnlich geformt wie der gr. Buchstabe Lambda λ
lamella, ae f.	(dünnes) Blättchen, Lamelle f.
lamellosus, a, um	reich an Blättchen, lamellär
lamina basilaris f.	Basilarmembran der Hörschnecke (Innenohr) = untere Wand des Ductus cochlearis
lamina cribrosa f.	Siebplatte (Os ethmoidale)
lamina densa f.	dichte Schicht; Schicht in der Basallamina
lamina externa / interna f.	äußere Schicht / innere Schicht
lamina granularis f.	Körnerschicht
lamina limitans ant. f.	vordere Grenzmembran, Bowman-Membran (Cornea)
lamina limitans f.	Grenzmembran, Grenzschicht
lamina limitans post. f.	Descemet-Membran, hintere Grenzmembran (Cornea)
lamina molecularis f.	Molekularschicht
lamina multiformis f.	vielgestaltige Schicht, multiforme Schicht
lamina pyramidalis f.	Pyramidenschicht
lamina tectalis f.	Vierhügelplatte
lamina, ae f.	Gewebsschicht, Schicht, Blatt, Platte
Langerhans-Inseln	endokrines Pankreas; Enthalten hormonproduzierende Zellen: ≈ 15% A-Zellen: produzieren Glucagon ≈ 75% B-Zellen: produzieren Insulin ≈ 10% D-Zellen: produzieren Somatostatin
Langerhans-Zellen	phagozytierende Zellen im Stratum spinosum der Epidermis
lanugo, inis f.	Flaum; Feines, unpigmentiertes Flaumhaar des Feten, bis etwa zur Geburt vorhanden. Wird dann durch Vellushaar ersetzt.
laparo- gr.	Bauch-
Larrey-Spalte / -Dreieck	Trigonum sternocostale sinistrum. Siehe Trigonum sternocostale

laryngeus, a, um	zum Kehlkopf gehörig, Kehlkopf-, laryngeal
larynx, gis m.	Kehlkopf
latens, ntis	verborgen
Latenz f.	vorübergehendes Verborgensein
lateral	seitlich, seitlich gelegen
lateralis, e	seitlich gelegen, lateral
latissimus, a, um	der breiteste
latus, a, um	breit
latus, eris n.	Seite
LCA	left coronary artery, siehe Arteria coronaria sinistra
lectulus unguis m.	Nagelbett
lectus, i m.	Bett
lemma, lemmatos n. gr.	Rinde, Schale, Stoff
lemniscus, i m.	Schleife, Bahn, Schleifenbahn
lenis, e	mild
lens, lentis f.	Linse, Augenlinse
lenticularis, e	zur Linse gehörig, Linsen-, lentikulär
lentiformis, e	linsenförmig
Leptomeninx f.	weiche Hirnhaut; beinhaltet Arachnoidea mater und Pia mater
leptos gr.	dünn
Leptotän n.	Stadium in der Prophase 1 der Meiose.
letalis, e	tödlich, letal
leukos gr.	weiß
Leukozyten	weiße Blutkörperchen
levator, oris m.	Heber
levatorius, a, um	zum Heber gehörend
Leydig-Zellen	Leydig-Zwischenzellen. Androgenbildende Zellen im Hoden
liber, era, erum	frei
libido, inis f.	Lust, Geschlechtstrieb
Lieberkühn-Krypten	Glandulae intestinales (im Dünndarm und Dickdarm)
lien, is m.	Milz
lienalis, e	die Milz betreffend, Milz-, lienal
ligamenta collateralia	Seitenbänder
ligamenta cruciata	Kreuzbänder
ligamentosus, a, um	reich an Bändern
ligamentum anulare radii n.	Ringband um den Speichenhals
ligamentum Bottali n.	Botallo-Band. Siehe auch Ductus arteriosus Botalli
ligamentum capitis femoris n.	Hüftkopfband
ligamentum collaterale fibulare / tibiale n.	Außenband / Innenband des Kniegelenks

ligamentum collaterale mediale / laterale n.	inneres / äußeres Seitenband
ligamentum collaterale radiale / ulnare n.	Außenband / Innenband des Ellenbogengelenks
ligamentum coronarium n.	Kronenband (Leber)
ligamentum cruciatum anterior / posterior n.	vorderes / hinteres Kreuzband (Knie)
ligamentum falciforme n.	Sichelband, sichelförmiges Band (Leber)
ligamentum flavum n.	gelbes Band (Wirbelsäule)
ligamentum inguinale n.	Leistenband; siehe Poupart-Band
ligamentum longitudinale ant. / post. n.	vorderes / hinteres Längsband
ligamentum suspensorium n.	Aufhängeband, Halteband
ligamentum venosum n.	siehe Arantius-Ligament
ligamentum vocale n.	Stimmband
ligamentum, i n.	Band
limbus, i m.	Saum
limen, inis n.	Schwelle
limitans, antis	begrenzend
linea alba f.	weiße Linie
linea aspera f.	rauhe Linie, rauhe Knochenleiste (Femur)
linea epiphysialis f.	Epiphysenlinie
linea terminalis f	Grenzlinie
linea, ae f.	Linie, Knochenleiste
lingua, ae f.	Zunge
lingualis, e	zur Zunge gehörig, Zungen-, lingual
lingula, ae f.	Zünglein
Lipofuszin n.	bräunlich-gelbes Alterspigment
lipos n. gr.	Fett
liquidus, a, um	flüssig
liquor cerebrospinalis m.	Gehirn- und Rückenmarksflüssigkeit
liquor, oris m.	Flüssigkeit, Liquor m.
Lisfranc-Gelenklinie	Articulationes tarsometatarsales, Fußwurzel-Mittelfuß-Gelenke. Linie zwischen Fußwurzelknochen und Mittelfußknochen.
lithos m. gr.	Stein
Littré-Drüsen	Glandulae urethrales. Winzige Drüsen, die ihr muköses Sekret über die Morgagni-Lakunen in die Urethra abgeben.
lobär	einen Lappen betreffend
lobaris, e	zu einem Lappen gehörig, Lappen-, lobär
lobatus, a, um	gelappt, lappenförmig
lobulär	läppchenartig, läppchenförmig, die Läppchen betreffend
lobularis, e	zum Läppchen gehörig, Läppchen-, lobulär
lobuli testis m.	Hodenläppchen

lobulus auriculae m.	Ohrläppchen
lobulus hepatis m.	Leberläppchen
lobus caudatus m.	Schwanzlappen (Leber)
lobus hepatis dext. / sin. m.	rechter / linker Leberlappen
lobus quadratus m.	Quadratlappen (Leber)
lobus superior / medius / inferior m.	Oberlappen / Mittellappen / Unterlappen
lobus, i m.	Lappen
localis, e	örtlich, lokal
lochia, orum n.	Wochenfluss
locus, i m.	Ort, Stelle
Loge de Guyon	siehe Guyon-Loge
Loge f.	kleiner, abgeteilter Raum
longitudinalis, e	längsverlaufend, längsgerichtet, longitudinal
longus, a, um	lang
lordos gr.	nach hinten gebeugt / verkrümmt
Lordose f.	Verkrümmung der Wirbelsäule mit bauchseitiger Vorwölbung
L-Tubulus m.	longitudinaler Tubulus
lucidus, a, um	hell, glänzend
lumbalis, e	zu den Lenden gehörend, Lenden-, lumbal
lumbricalis, e	regenwurmartig, Regenwurm-
lumbricus, i m.	Regenwurm
lumbus, i m.	Lende
lumen, inis n.	Hohlraum, innerer Freiraum, Lumen n.
luna, ae f.	Mond
lunaris, e	mondförmig, Mond-
Lunatum n.	Kurzform für Os lunatum, Mondbein
lunatus, a, um	halbmondförmig
lunula, ae f.	kleiner Mond, weißlich-halbmondförmiger Bereich am proximalen Fingernagel
Luschka-Foramina	Aperturae laterales ventriculi quarti. Zwei seitliche Öffnungen des 4. Ventrikels, durch die der Liquor in den Subarachnoidalraum übertritt. Siehe auch Magendie-Foramen.
luteinisierendes Hormon n.	Abk.: LH; steuert die Follikelreifung, die Ovulation und das Corpus luteum
luteus, a, um	gelb
luxare	verrenken, luxieren
luxatio, onis f.	Verrenkung, Luxation f.
lympha, ae f.	Lymphe, Quellwasser
lymphaticus, a, um	zum Lymphsystem oder zur Lymphe gehörig, Lymph-
lysis f. gr.	Auflösung, Lyse
Lysosom n.	mit digestiven Enzymen gefüllter Vesikel

M	
macula adhaerens f.	siehe Desmosom
macula communicans f.	siehe Gap junction
macula, ae f.	Fleck
maculosus, a, um	fleckenreich
Magendie-Foramen	Apertura mediana ventriculi quarti. Öffnung des 4. Ventrikels, durch die der Liquor in den Subarachnoidalraum übertritt. Siehe auch Luschka-Foramina.
magnus, a, um	groß
major, ius	der größere; oft mit "der große" wiedergegeben, z.B. M. pectoralis major = der große Brustmuskel
Makrophage m.	"Fresszelle"
makros gr.	groß, lang
mala, ae f.	Wange
mallearis, e	zum Hammer gehörig
malleolus lateralis / medialis m.	Außenknöchel / Innenknöchel
malleolus, i m.	Knöchel, kleiner Hammer
malleus, i m.	Hammer
Malpighi-Körperchen	1) Niere: Corpusculum renale, Nierenkörperchen 2) Milz: Noduli lymphoidei splenici = Folliculi lienales = Milzknötchen = Milzfollikel
mamilla, ae f.	Brustwarze, Mamille
mamma, ae f.	Brust(drüse), Milchdrüse, Glandula mammaria
mandibula, ae f.	Unterkiefer
manifestatio, onis f.	Sichtbarwerden, Offenbarwerden, Manifestation f.
manubrium, i n.	Handgriff
manus, us f.	Hand
marginalis, e	randständig
margo, inis m.	Rand
massa, ae f.	Masse
masseter, eris m.	Kaumuskel, Kneter
masticare	kauen
masticatorius, a, um	zum Kauen dienend, Kau-
Mastoid n.	kurz für Processus mastoideus
mastoideus, a, um	brustwarzenförmig, zum Mastoid gehörig
mastos m. gr.	Brustwarze, Mutterbrust, Brust
mater, tris f.	Mutter; Umhüllung, Haut
maternus, a, um	mütterlich, Mutter-
matrix, icis f.	Mutterboden, Keimschicht
maturus, a, um	reif
maxilla, ae f.	Oberkiefer
maximus, a, um	der größte
meatus acusticus externus / internus	äußerer / innerer Gehörgang

meatus, us m.	Gang
Meckel-Divertikel	Diverticulum intestinale ilei. Ausstülpung des Ileums. Es handelt sich um einen Überrest des embryonalen Ductus omphaloentericus, der sich normalerweise in der 6.-7. Embryonalwoche vollständig zurückbildet.
Media f.	kurz für Tunica media: mittlere Gefäßwand, mittlere Wandschicht von Gefäßen; enthält glatte Muskulatur und elastische Fasern
medialis, e	mittelwärts, zur Mitte des Körpers hin gelegen, medial
medianus, a, um	in der Mitte liegend
mediastinalis, e	zum Mittelfell gehörig, Mittelfell-, mediastinal
mediastinum, i n.	Mittelfell, Mittelfellraum (Mediastinum = quod in media stat)
medicamentum, i n.	Heilmittel
medicus, a, um	medizinisch
medicus, i m.	Arzt
medioclavicularis, e	in der Mitte des Schlüsselbeins gelegen, medioklavikulär
medius, a, um	der mittlere, in der Mitte liegend
medulla oblongata f.	verlängertes Mark
medulla ossium f.	Knochenmark
medulla spinalis f.	Rückenmark
medulla, ae f.	Mark
Megakaryozyt m.	Knochenmarksriesenzelle; produziert Thrombozyten
megas gr.	groß, stark
Meibom-Drüsen	Augenlidplattendrüsen, Glandulae tarsales, Tarsaldrüsen. Talgdrüsen in der Lidplatte (Tarsus) des Auges.
meiosis f. gr.	Verkleinerung, Verringerrung; Meiose, Reifeteilung, Reduktionsteilung. Der Chromosomensatz der Gameten wird dabei vom diploiden auf den haploiden Zustand verringert.
Meissner-Plexus	Plexus submucosus. Nervengeflecht in der Tela submucosa des Darms. Es innerviert die Lamina muscularis mucosae (→ Schleimhautbewegungen) und Drüsen.
Meissner-Tastkörperchen	Druckrezeptoren in den Papillen des Coriums → Berührungswahrnehmung
Melanin n.	braunschwarzer Farbstoff, gebildet in den Melanozyten
Melanosom n.	Melaningranulum
Melanotropin n.	siehe MSH
Melanozyt m.	Melanin bildende und enthaltende Zelle; gelegen im Stratum basale der Epidermis
melas gr.	schwarz

mellitus, a, um	honigsüß
melos n. gr.	Gliedmaße
membrana fibrosa f.	äußere Faserschicht der Gelenkkapsel
membrana interossea antebrachii / cruris f.	Zwischenknochenhaut des Unterarms / Unterschenkels
membrana limitans f.	Grenzmembran
membrana limitans gliae f.	siehe Gliagrenzmembran
membrana obturatoria f.	Bindegewebshaut des Hüftloches, Hüftlochmembran
membrana pellucida f.	siehe Zona pellucida
membrana spiralis f.	Spiralmembran (im Ductus cochlearis)
membrana synovialis f.	Gelenkinnenhaut, innere Schicht der Gelenkkapsel
membrana tectoria f.	Deckmembran des Corti-Organs, Tektorialmembran, Dachmembran.
membrana tympani f.	Trommelfell; auch: Membrana tympanica
membrana vestibularis f.	siehe Reissner-Membran
membrana, ae f.	Haut, Häutchen
membranaceus, a, um	häutig, dünnhäutig
membrum, i n.	Gliedmaße, Extremität
men, menos m. gr.	Monat
Menarche f.	Zeitpunkt der ersten Menstruation (meist 13. - 14. Lebensjahr)
meningealis, e	die Hirnhaut betreffend, Hirnhaut-, meningeal
meninges spinales f.	Rückenmarkshäute
meningeus, a, um	zur Hirnhaut gehörend, Hirnhaut-
meninx, gis f.	Hirnhaut, Haut
meniscus lateralis / medialis m.	Außenmeniskus / Innenmeniskus
meniscus, i m.	halbmondförmiger Zwischenknorpel
meniskos m. gr.	kleiner Mond
Menopause f.	Zeitpunkt der letzten Menstruation (etwa zwischen 45. und 55. Lebensjahr)
mens, mentis f.	Verstand
menses, ium m. pl.	Monatsblutung
mensis, is m.	Monat
menstrualis, e	monatlich, Monats-
menstruatio, onis f.	monatliche Regelblutung, Menstruation f.
mensura, ae f.	Maß, Größe
mentalis, e	zum Kinn gehörig, Kinn-, mental
mental	1) den Verstand / Geist betreffend, Verstands-, Geistes- 2) zum Kinn gehörig, Kinn-
mentum, i n.	Kinn
Merkel-Zellen	Druckrezeptoren im Stratum basale der Epidermis
merokrine Sekretion f.	= ekkrine Sekretion; ein Teil der Zelle wird abgestoßen; Die Zelle ändert dabei kaum ihre Form.

meros n. gr.	Teil
Mesangiumzellen f.	Bindegewebszellen an Kapillarschlingen in Malpighi-Nierenkörperchen
mesencephalicus, a, um	zum Mittelhirn gehörend, Mittelhirn-
Mesencephalon n. gr.	Mittelhirn
Mesenchym n.	embryonales Bindegewebe; bildet später alle Binde- und Stützgewebe, außerdem u.a. manche Muskelzellen und Blutzellen aus.
mesentericus, a, um	zum Dünndarmgekröse gehörig, Dünndarmgekröse-
mesenterium, i n.	Dünndarmgekröse; doppelblättriges Aufhängeband, durch das Jejunum und Ileum an der Bauchhinterwand befestigt sind
Meso- (z.B. Mesocolon)	Gekröse. Dient als Aufhänge- / Befestigungsband für ein Organ. Zusätzlich enthält es die zu- und abführenden Blutgefäße, Nerven und Lymphgefäße (und manchmal noch weitere Strukturen) zwischen seinen beiden Serosablättern.
meso- gr.	mitten, zwischen, mitten in
Mesocolon n.	Dickdarmgekröse
Mesoderm n.	mittleres Keimblatt des Embryoblasten
Mesogastrium n.	1) Magengekröse 2) Mittelbauchgegend auf Rumpfaußenseite.
Mesometrium n.	Gebärmuttergekröse
Mesopharynx m.	siehe Oropharynx
Mesothel n.	einschichtiges Plattenepithel, das die Verkleidung der Brusthöhle und Bauchhöhle bildet.
Mesovarium n.	Eierstockgekröse
messenger engl.	Bote
meta(-) gr.	zwischen, mitten; nach, darauffolgend; einen Wechsel ausdrückend
metacarpalia n.	Mittelhandknochen
metacarpalis, e	zur Mittelhand gehörend, Mittelhand-, metakarpal
metacarpus, i m.	Mittelhand, Metakarpus m.
Metaphase f.	Phase der Mitose (Chromosomen in Äquatorialebene)
Metaphyse f.	Längenwachstumszone des Röhrenknochens, gelegen zwischen Epiphyse und Diaphyse
metatarsalia n.	Mittelfußknochen
metatarsalis, e	zum Mittelfuß gehörig, Mittelfuß-, metatarsal
metatarseus, a, um	zum Mittelfuß gehörig, Mittelfuß-, metatarsal
metatarsus, i m.	Mittelfuß, Metatarsus m.
Metencephalon n. gr.	Hinterhirn
metra f. gr.	Gebärmutter
migrans, antis	wandernd

Migration f.	Wanderung von Körperzellen oder Fremdkörpern im Organismus
mikro- oder micro-	Abkürzung μ; = 10^{-6} (Von: mikros gr. – klein, kurz)
Mikrofilament n.	Aktinfilament
Mikroglia f.	sehr kleine Gliazellen, die zum mononukleär-phagozytierenden System gehören
mikros gr.	klein, kurz
Mikrotom n.	Gerät, mit dem sehr dünne Schnittpräparate biologischer Objekte geschnitten werden können
Mikrotubulus m.	röhrenförmiges Protein, das die Zelle stabilisiert und dem Transport innerhalb der Zelle dient.
Mikrovilli	zylindrische, kontraktile Zellausstülpungen; enthalten Mikrofilamente
Miktion f.	Wasserlassen, Harnlassen
miliaris, e	hirsekornartig
milium, i n.	Hirsekorn
milli- (Präfix)	Abkürzung m; = 10^{-3}
mimesis f. gr.	Nachahmung
minimus, a, um	der kleinste
minor, us	der kleinere; meist mit "der kleine" wiedergegeben, z.B. Musculus pectoralis minor = der kleine Brustmuskel
miosis, is f.	Pupillenverkleinerung, Pupillenverengung
Mitochondrium n.	Zellorganelle, der Zellatmung dienend
mitos m. gr.	Faden
Mitose f.	Zellteilung (Phasen: Pro-Meta-Ana-Telo-)
mitra, ae f.	Bischofsmütze
mitralis, e	zur Mitralklappe gehörig, ähnlich einer Mitra
Mitralklappe	Bicuspidalklappe, Valva atrioventricularis sinistra
mnesis f. gr.	Erinnerung, Gedächtnis
modiolus, i m.	Radnabe
mola, ae f.	Mühle
Molar m.	siehe Dens molaris
molaris, e	zum Backenzahn gehörig, dem Mahlen dienend, Mahl-
molecularis, e	Molekular-
Moll-Drüsen	Glandulae ciliares, Wimpernschweißdrüsen
mollis, e	weich
Monaster m.	einzelner Stern; sternförmige Chromosomenanordnung
mononukleär	nur einen Kern enthaltend
monos gr.	allein, einzeln
monozygot	eineiig
Monozyten	weiße Blutzellen, der Phagozytose dienend
Monro-Foramen	siehe Foramen interventriculare
mons pubis m.	Schamhügel
mons, montis m.	Vorwölbung, Berg

morbidus, a, um	krank, morbid
morbus, i m.	Krankheit; Abkürzung M.
Morgagni-Lakunen	Lacunae urethrales. Winzige Schleimhautausbuchtungen der Harnröhre, in die die Glandulae urethrales ihr muköses Sekret abgeben.
Morgagni-Säulen	Columnae anales
Morgagni-Spalte /-Dreieck	Trigonum sternocostale dextrum. Siehe Trigonum sternocostale
morphe f. gr.	Gestalt, Form
morphologia, ae f.	Lehre von Gestalt u. Bau der Organismen
mors, tis f.	Tod
mortalis, e	tödlich, Todes-
morula, ae f.	kleine Maulbeere; Keimform in der Frühentwicklung; ein Embryonalstadium
motilitas, atis f.	Bewegungsvermögen
motorius, a, um	der Bewegung dienend, motorisch
MSH	Melanozyten-stimulierendes Hormon = Melanotropin
M-Streifen	Mittelmembran im Sarkomer
Mucosa f.	kurz für: Tunica mucosa
mucosus, a, um	schleimig
mucus, i m.	Schleim
Müller-Gang	Ductus paramesonephricus, Geschlechtsgang
Müller-Muskel	1) Musculus tarsalis superior, oberer Lidknorpelmuskel 2) Fibrae circulares musculi ciliaris, zirkuläre Fasern des Ziliarmuskels des Auges 3) Musculus orbitalis, Augenhöhlenmuskel
Müller-Stützzellen	Gliocyti radiales retinae; gehören zur Neuroglia der Retina
multi-	viel-
multi, orum m.	Menge
multifidus, a, um	vielfach aufgespalten, vielgespalten
multipara, ae f.	Vielgebärende
multiplex, icis	vielfach, vielfältig
multipolare Nervenzelle	versehen mit einem Axon und zwei bis vielen Dendriten
multus, a, um	viel
murin	von der Maus stammend
murus, i m.	Mauer
mus, muris m./f.	Maus
Muscularis f.	kurz für: Tunica muscularis
muscularis, e	zum Muskel gehörig, mit Muskeln versehen, Muskel-
musculi adductores m.	Schenkelanzieher, Adduktoren
musculi bulbi m.	äußere Augenmuskeln
musculi faciales m.	mimische Muskulatur, Gesichtsmuskeln

musculi intercostales m.	Zwischenrippenmuskeln
musculi interossei m.	Zwischenknochenmuskeln
musculi lumbricales m.	Regenwurmmuskeln
musculi masticatores m.	Kaumuskulatur, Kaumuskeln
musculi papillares m.	Papillarmuskeln (Herzkammern)
musculi perinei m.	Dammmuskeln
musculi rotatores m.	Drehmuskeln
musculus abductor pollicis m.	Daumenabspreizer / -wegführer
musculus adductor pollicis m.	Daumenanzieher / -heranführer
musculus anconeus m.	Ellenbogenmuskel, Anconeus
musculus arrector pili m.	Haaraufrichtemuskel
musculus arytenoideus m.	Stellknorpelmuskel
musculus biceps brachii m.	zweiköpfiger Armbeuger, zweiköpfiger Oberarmmuskel, Bizeps
musculus biceps femoris m.	zweiköpfiger Oberschenkelmuskel, Schenkelbizeps
musculus brachialis m.	Oberarmmuskel
musculus brachioradialis m.	Oberarm-Speichen-Muskel
musculus buccinator m.	Hornbläsermuskel, Trompetermuskel, Wangenmuskel
musculus ciliaris m.	Ziliarmuskel, Muskel des Ziliarkörpers
musculus constrictor m.	Schnürmuskel, Schnürer, Verenger
musculus constrictor pharyngis m.	Schlundschnürer
musculus coracobrachialis m.	Rabenschnabel(fortsatz)-Oberarm-Muskel
musculus corrugator supercilii m.	Augenbrauenrunzler
musculus cremaster m.	Hodenheber
musculus cricoarytenoideus m.	Ringknorpel-Stellknorpel-Muskel; Der M. cricoarytenoideus posterior heißt kurz auch "Posticus" und ist der einzige Erweiterer der Stimmritze. Sein Antagonist ist der M. cricoarytenoideus lateralis, kurz "Lateralis".
musculus cricothyroideus m.	Ringknorpel-Schildknorpel-Muskel, auch "Antikus" oder "Externus"
musculus deltoideus m.	Deltamuskel
musculus depressor anguli oris m.	Mundwinkelherabdrücker
musculus depressor labii inferioris m.	Unterlippenherabdrücker
musculus detrusor vesicae m.	Harnaustreibemuskel, Harnaustreiber
musculus digastricus m.	zweibäuchiger Muskel

musculus dilatator pupillae m.	Pupillenerweiterer
musculus epicranius m.	Kopfhaubenmuskel
musculus errector spinae m.	Wirbelsäulenaufrichter, Wirbelsäulenaufrichte-muskel
musculus extensor carpi radialis longus / brevis m.	langer / kurzer speichenseitiger Handstrecker
musculus extensor carpi ulnaris m.	ellenseitiger Handstrecker
musculus extensor digito-rum m.	Fingerstrecker / Zehenstrecker
musculus extensor m.	Streckmuskel, Strecker
musculus flexor carpi radialis / ulnaris m.	speichenseitiger / ellenseitiger Handbeuger
musculus flexor digitorum superficialis / profundus m.	oberflächlicher / tiefer Fingerbeuger / Zehen-beuger
musculus flexor m.	Beugemuskel, Beuger
musculus frontalis m.	Stirnmuskel
musculus gastrocnemius m.	Wadenbauchmuskel, zweiköpfiger Wadenmuskel, Zwillingswadenmuskel
musculus gemellus m.	Zwillingsmuskel
musculus genioglossus m.	Kinn-Zungen-Muskel
musculus geniohyoideus m.	Kinn-Zungenbein-Muskel
musculus glutaeus max. / med. / minimus m.	großer / mittlerer / kleiner Gesäßmuskel
musculus gracilis m.	schlanker Muskel
musculus hyoglossus m.	Zungenbein-Zungen-Muskel
musculus iliacus m.	Darmbeinmuskel
musculus iliocostalis m.	Darmbein-Rippen-Muskel
musculus iliopsoas m.	Darmbein-Lenden-Muskel = Musculus iliacus + Musculus psoas major + evtl. Musculus psoas minor (inkonstant)
musculus infraspinatus m.	Untergrätenmuskel
musculus latissimus dorsi m.	breiter Rückenmuskel
musculus levator ani m.	Afterheber
musculus levator labii superioris m.	Oberlippenheber
musculus levator m.	Hebemuskel, Heber
musculus levator pal-pebrae m.	Augenlidheber
musculus levator scapulae m.	Schulterblattheber
musculus levator veli palatini m.	Gaumensegelheber
musculus masseter m.	Kaumuskel

musculus mylohyoideus m.	Unterkiefer-Zungenbein-Muskel
musculus obliquus externus / internus abdominis m.	äußerer / innerer schräger Bauchmuskel
musculus obturator internus / externus m.	innerer / äußerer Hüftlochmuskel
musculus omohyoideus m.	Schulter-Zungenbein-Muskel
musculus opponens pollicis m.	Daumengegenübersteller (gegenüber den anderen Fingern)
musculus orbicularis oculi / oris m.	Augenringmuskel / Mundringmuskel
musculus palatoglosssus m.	Gaumen-Zungen-Muskel
musculus palmaris m.	Hohlhandmuskel
musculus pectineus m.	Kammmuskel
musculus pectoralis major / minor m.	großer / kleiner Brustmuskel
musculus peroneus longus / brevis / tertius m.	langer / kurzer / dritter Wadenbeinmuskel
musculus piriformis m.	birnenförmiger Muskel, Birnenmuskel
musculus popliteus m.	Kniekehlenmuskel
musculus pronator quadratus m.	quadratischer Einwärtsdreher
musculus pronator teres m.	länglichrunder Einwärtsdreher
musculus psoas major / minor m.	großer Lendenmuskel / kleiner Lendenmuskel (inkonstant)
musculus pterygoideus lateralis / medialis m.	äußerer / innerer Flügelmuskel (gehören zu den Kaumuskeln)
musculus quadratus femoris m.	viereckiger Oberschenkelmuskel
musculus quadratus lumborum m.	quadratischer Lendenmuskel
musculus quadriceps femoris m.	vierköpfiger Oberschenkelmuskel
musculus rectus / obliquus abdominis m.	gerader / schräger Bauchmuskel
musculus rectus femoris m.	gerader Oberschenkelmuskel
musculus rhomboideus major / minor m.	großer / kleiner Rautenmuskel
musculus risorius m.	Lachmuskel
musculus sartorius m.	Schneidermuskel
musculus scalenus m.	Treppenmuskel, Dreiecksmuskel
musculus semimembranosus m.	halbmembranöser Muskel
musculus semispinalis m.	Halbdornmuskel

musculus semitendinosus m.	Halbsehnenmuskel
musculus serratus m.	Sägemuskel, Sägezahnmuskel
musculus soleus m.	Schollenmuskel
musculus sphincter ampullae hepatopancreaticae m.	Oddi-Sphinkter
musculus sphincter ani ext. / int. m.	äußerer / innerer Afterschließmuskel
musculus sphincter m.	Schließmuskel
musculus sphincter pupillae m.	Pupillenverenger
musculus sphincter pyloricus m.	Magenausgangsschließmuskel, Pylorussphinkter
musculus spinalis m.	Dorn(fortsatz)muskel
musculus splenius capitis m.	Riemenmuskel
musculus stapedius m.	Steigbügelmuskel
musculus sternocleidomastoideus m.	Kopfwender, Kopfwendemuskel; "Brustbein-Schlüsselbein-Warzenfortsatz-Muskel"
musculus sternohyoideus m.	Brustbein-Zungenbein-Muskel
musculus sternothyroideus m.	Brustbein-Schildknorpel-Muskel
musculus styloglossus m.	Griffelfortsatz-Zungen-Muskel
musculus stylohyoideus m.	Griffelfortsatz-Zungenbein-Muskel
musculus subscapularis m.	Unterschulterblattmuskel
musculus supinator m.	Auswärtsdreher
musculus supraspinatus m.	Obergrätenmuskel
musculus suspensorius duodeni m.	siehe Treitz-Muskel
musculus tarsalis sup./inf. m.	oberer / unterer Lidknorpelmuskel o. Lidplattenmuskel
musculus temporalis m.	Schläfenmuskel (gehört zu den Kaumuskeln)
musculus tensor fasciae latae m.	Spannmuskel der Oberschenkelfaszie, Oberschenkelfaszienspanner
musculus tensor m.	Spannmuskel, Anspanner
musculus tensor tympani m.	Trommelfellspanner
musculus tensor veli palatini m.	Gaumensegelspanner
musculus teres major / minor m.	großer / kleiner Rundmuskel
musculus thyroarytenoideus m.	Schildknorpel-Stellknorpel-Muskel
musculus thyrohyoideus m.	Schildknorpel-Zungenbein-Muskel

musculus tibialis ant. / post. m.	vorderer / hinterer Schienbeinmuskel
musculus transversus abdominis m.	querer Bauchmuskel
musculus trapezius m.	Trapezmuskel, Kapuzenmuskel
musculus triceps brachii m.	dreiköpfiger Armstrecker, dreiköpfiger Oberarmmuskel, Trizeps
musculus triceps surae m.	dreiköpfiger Wadenmuskel
musculus vastus medialis / lateralis m.	innerer / äußerer Oberschenkelmuskel
musculus vocalis m.	Stimmmuskel
musculus zygomaticus major / minor m.	großer / kleiner Jochbeinmuskel
musculus, i m.	Muskel
mutare	ändern
mutatio, onis f.	Veränderung
mydriasis, is f.	Pupillenerweiterung
Myelencephalon n.	Markhirn, Nachhirn
Myelin n	Lipoprotein zur Umhüllung von Axonen, "Nervenmark". Im PNS durch Schwannzellen, im ZNS durch Oligodendrozyten gebildet.
myeloisch	das Knochenmark betreffend, vom Knochenmark ausgehend, Knochenmark-
myelos m. gr.	Mark
Myelozyt m.	Vorstufe der Granulozyten im Knochenmark
myentericus, a, um	zur Darmmuskulatur gehörig
mykes, myketos f. gr.	Pilz
mylo- gr.	Unterkiefer-, Backenzahn-
myo- gr.	Muskel-
Myoepithelzellen	kontraktile Zellen in Drüsenendstücken
Myofilamente	Aktinfilament und Myosinfilament
myogen	vom Muskel ausgehend
Myokard n.	Herzmuskel
Myometrium n.	Schicht glatter Muskulatur im Uterus
Myopie f.	Kurzsichtigkeit
Myosin n.	fadenförmiges Muskelprotein mit ATPase-Aktivität; wichtig bei Muskelkontraktion
Myosinfilament n.	besteht aus etwa 200 Myosinmolekülen; nach außen ragen die Myosinköpfchen, die bei Muskelkontraktion eine Verbindung mit dem Aktin eingehen und die Aktinfilamente zur Mitte des Sarkomers hin ziehen.
myrinx, ngis f.	Trommelfell
mys, myos m. gr.	Muskel, Maus
M-Zellen	Zellen der intestinalen Immunabwehr

N	
nano- (Präfix)	Abkürzung: n; = 10^{-9}
nanus, a, um	zwergenhaft, von winziger Gestalt
nanus, i m.	Zwerg
narcoticus, a, um	betäubend, berauschend
Nares f. pl.	Nasenlöcher
naris, is f.	Nasenloch
nasalis, e	zur Nase gehörig, Nasen-, nasal
Nasopharynx m.	Nasenrachenraum, Epipharynx m., Pars nasalis pharyngis f.
nasus, i m	Nase
natalis, e	Geburts-, bezüglich der Geburt
nates, ium f.	Gesäß
natis, is f.	Gesäßbacke
navicularis, e	kahnförmig
navis, is f.	Schiff
necrosis, is f.	das Absterben
nekros m. gr.	Toter
Neocortex m.	Neurinde (90% des Cortex)
neonatus, a, um	neugeboren
neos gr.	neu
Nephron n.	funktionelle Baueinheit der Niere: Glomerulus + proximaler Tubulus + Henle-Schleife + distaler Tubulus + Sammelrohr
nephros m. gr.	Niere
nervalis, e	die Nerven betreffend, Nerven-, nerval
Nervensystem, autonomes	= vegetatives Nervensystem; aufgeteilt in die zwei Gegenspieler Sympathikus und Parasympathikus. Ist vom Willen unabhängig.
nervi craniales	Hirnnerven (I – XII)
nervi spinales	Spinalnerven, Rückenmarksnerven
nervosus, a, um	reich an Nerven, einen Nerven betreffend
nervus abducens m.	Augenabziehnerv, VI. Hirnnerv; -> Augenbewegungen
nervus accessorius m.	Beinerv, XI. Hirnnerv; -> motorische Versorgung des M. sternocleidomastoideus und M. trapezius
nervus facialis m.	Gesichtsnerv, VII. Hirnnerv; -> motorische Versorgung der Musculi faciales
nervus glossopharyngeus m.	Zungen- und Rachennerv, IX. Hirnnerv; -> sensible Zungenversorgung und sensomotorische Pharynxversorgung
nervus hypoglossus m.	Unterzungennerv, XII. Hirnnerv; -> motorische Versorgung der Zunge
nervus oculomotorius m.	Augenbewegungsnerv, III. Hirnnerv; -> Augenbewegungen
nervus olfactorius m.	Riechnerv, I. Hirnnerv; -> Riechen
nervus opticus m.	Sehnerv, II. Hirnnerv; -> Sehen

nervus parasympathicus m.	siehe Parasympathikus
nervus spinalis m.	Rückenmarksnerv
nervus sympathicus m.	siehe Sympathikus
nervus trigeminus m.	Drillingsnerv, V. Hirnnerv; -> motorische Versorgung der musculi masticatores und sensible Versorgung der musculi faciales; teilt sich beim Austritt aus der Schädelhöhle auf in drei Äste: V1: N. ophthalmicus; V2: N. maxillaris; V3: N. mandibularis
nervus trochlearis m.	Augenrollnerv, IV. Hirnnerv; -> Augenbewegungen
nervus vagus m.	X. Hirnnerv, kurz: Vagus; führt parasympathische Fasern für innere Organe; außerdem sensomotorische Versorgung des Kehlkopfs und unteren Rachens. "Umherziehender Nerv" genannt, da er ein großes Gebiet versorgt.
nervus vestibulocochlearis m.	Gleichgewichts- und Hörnerv, VIII. Hirnnerv; -> Hör- und Gleichgewichtssinn (wörtlich "Vorhof- und Schnecken-Nerv")
nervus, i m.	Nerv
neural	zum Nerven / Nervensystem gehörig, Nerven-
neuralis, e	einen Nerv betreffend, Nerven-
Neurit m.	= Axon
Neuroforamen n.	siehe Foramen intervertebrale
Neuroglia f	spezifisches Hüll- und Stützgewebe um Nervenzellen herum
Neurohypophyse f.	Hypophysenhinterlappen; bildet ADH und Oxytocin
Neuron n.	Nervenzelle; Synonym: Ganglienzelle
neutrophil	mit pH-neutralen Farbstoffen anfärbbar
Nexus m.	siehe Gap junction
nexus, us m.	Verbindung
nidatio, onis f.	Nidation: das Einnisten des befruchteten Eies in die Uterusschleimhaut ca. 6 Tage nach der Befruchtung
nidus, i m.	Nest
niger, gra, grum	schwarz
Nissl-Substanz	Nissl-Schollen; in Neuronen gelegen, bestehend aus rauhem endoplasmatischen Retikulum und Ribosomen
nodosus, a, um	knotig, reich an Knoten
nodularis, e	knotenförmig, zu einem Knoten gehörig, Knoten-
noduli lymphatici aggregati m.	siehe Peyer-Plaques
nodulus, i m.	Knötchen
nodus atrioventricularis m.	siehe Aschoff-Knoten

nodus lymphaticus m.	Lymphknoten
nodus sinuatrialis m.	Sinusknoten
nodus, i m.	Knoten
Normoblast m.	kernhaltige Vorstufe des Erythrozyten
noxa, ae f.	krankheitserregende Ursache, Noxe f.
nucha, ae f.	Nacken
nuchalis, e	zum Nacken gehörig, Nacken-, nuchal
nuclearis, e	zum Zellkern gehörig, Zellkern-, nukleär
nuclei basales	Basalganglien
nucleolus, i m.	Kernkörperchen
nucleus accumbens m.	Kerngebiet im limbischen System mit entscheidender Rolle bei der Erzeugung von verhaltensbedingten Glücksgefühlen (körpereigene Belohnung) und bei der Suchtentwicklung. Außerdem stimuliert es den Hypothalamus (→ vegetative Rk).
nucleus caudatus m.	Schwanzkern. Teil des Striatums.
nucleus lentiformis m.	Linsenkern (= Pallidum + Putamen)
nucleus oculomotorius accessorius m.	siehe Edinger-Westphal-Kern
nucleus pulposus m.	Gallertkern der Bandscheibe, markiger Kern
nucleus vestibularis lateralis m.	siehe Deiters-Kern
nucleus, i m.	Kern, Nukleus m.
nudus, a, um	nackt
nullipara, ae f.	Frau, die noch kein Kind geboren hat
nutricius, a, um	ernährend
Nutrition f.	Ernährung
nympha, ae f.	kleine Schamlippe
Nystagmus m.	Zittern der Augen, Augenzittern

O	
ob(-)	gegen(-), entgegen, gegenüber
obductio, onis f.	Leichenöffnung, Verhüllung
obex, icis m.	Querbalken, Barrikade, Damm
obliquus, a, um	schräg, schief verlaufend
obliterans, antis	verschließend
Obliteration f.	das Verschließen, der Verschluss
oblongatus, a, um	verlängert
obstipatio, onis f.	Verstopfung, Obstipation f.
obturatorius, a, um	verstopfend
obturatus, a, um	verlegt, verstopft
occipital	am Schädel: zum Hinterkopf hin gelegen, hinterhauptseitig
occipitalis, e	zum Hinterkopf gehörig, Hinterkopf-, hinterhauptseitig
occipitum, i n.	Hinterkopf
Occiput n.	Hinterkopf

occludens, entis	verschließend
occlusio, onis f.	die Verschließung, Okklusion f.
oculomotorius, a, um	das Auge bewegend
oculus, i m.	Auge
Oddi-Sphinkter m.	M. sphincter ampullae hepatopancreaticae. Schließmuskel der Ampulla hepatopancreatica, direkt an der Einmündung ins Duodenum (Vater'-sche Papille).
Odontium n.	Bestandteil des Odonton; beinhaltet Schmelz, Dentin und Pulpa
Odontoblasten	andere Bezeichnung für Dentinoblast; Zelle des Dentins; Zellleib liegt dem Zahnbein an und entsendet Tomes-Zahnfasern
Odonton n.	Organon dentale; gebildet aus Odontium und Parodontium
odoratio, onis f.	Riechen, Geruchssinn
odus, odontos m. gr.	Zahn
oedema, atis n.	Wassersucht, Ödem. Ansammlung von wässriger Flüssigkeit im Gewebe mit Ausbildung einer Schwellung
oesophageus, a, um	zur Speiseröhre gehörend, Speiseröhren-
oesophagus, i m.	Speiseröhre, Ösophagus m.
Oestrogen n.	siehe Estrogen
oestros, oestr- gr.	Leidenschaft, Stachel, Brunst
olecranon, i n.	Ellenbogenhöcker
olfacere	riechen
olfactorius, a, um	dem Riechen dienend, Riech-
olfactus, us m.	Geruchssinn, Geruch
Oligodendrozyt m.	Zellart der Neuroglia, versehen mit nur wenigen Dendriten; bildet die Myelinscheide im ZNS
oligos gr.	wenig
oliva, ae f.	Olive
olivaris, e	olivenförmig, Oliven-
olus / ulus, a, um (als Suffix)	Diminuitiv
omentalis, e	zum Netz gehörig, Netz-
omentum majus n.	großes Netz
omentum minus n.	kleines Netz
omentum, i n.	Netz, Eingeweidehaut
omos m. gr.	Schulter
omphalos m. gr.	Nabel
onk-, onko- gr.	Geschwulst
onkogen	geschwulsthervorrufend, krebserzeugend
Ontogenese. f. gr	Entwicklung eines Organismus von der Befruchtung der Eizelle bis hin zum ausgereiften, erwachsenen Individuum. Gegenbegriff ist die Phylogenese.

onyx, onychos m. gr.	Nagel
Oogenese f.	Entwicklung der Eizelle
oon, oo- n. gr.	Ei
oophoron n. gr.	Eierstock
oophorus, a, um	eitragend
Oozyte f.	Eizelle (es gibt Oozyten erster und zweiter Ordnung)
op-	entgegen, gegenüber
opercularis, e	zum Deckel gehörig
operculum, i n.	Deckel
ophthalmicus, a, um	zum Auge gehörig, Augen-
ophthalmos m. gr.	Auge
opponens, entis	gegenüberstellend, entgegenstehend
Opposition f.	Gegenüberstellung (des Daumens gegenüber den anderen Fingern)
opsis f. gr.	Sehen
Opsonierung f.	"das Schmackhaftmachen": Anbindung von C3 (Faktor des Komplementsystems) an Antigen-Antikörper-Komplex zur Erleichterung der Phagozytose
opticus, a, um	zum Sehen befähigt, das Sehen betreffend, Seh-
ora, ae f.	Saum, Rand
oralis, e	zum Mund gehörig, den Mund betreffend, Mund-, oral
orbicularis, e	kreisförmig
orbiculus, i m.	kleiner Kreis
orbis, is m.	Scheibe
orbita, ae f.	Augenhöhle
Orcein n.	Farbstoff; färbt elastische Fasern rotbraun
orchis m. gr.	Hoden
organellum, i n.	kleines Organ
Organogenese f.	Entstehung der Organe des Embryos in der 4.- 8. Entwicklungswoche ausgehend vom Stadium der dreiblättrigen Keimscheibe.
organon n. gr.	Werkzeug
organum spirale n.	siehe Corti-Organ
organum vestibulocochleare n.	Gleichgewichts- und Gehörorgan
organum, i n.	Körperteil, Organ
orificium, i n.	Einmündungsstelle
Oropharynx m.	Mundrachenraum, Mesopharynx, Pars oralis pharyngis
orthograd	vorwärts laufend, voranschreitend
orthos gr.	gerade, in gerader Richtung, richtig
orthostase gr.	aufrechte Körperhaltung
os capitatum n.	Kopfbein

os coccygis n.	Steißbein (eigentlich "Kuckucksbein" oder Knochen , der wie ein Kuckucksschnabel geformt ist)
os coxae n.	Hüftbein; setzt sich zusammen aus Os ilium, Os ischii und Os pubis
os cuboideum n.	Würfelbein
os cuneiforme mediale/ intermedium/ laterale n.	mediales / mittleres / seitliches Keilbein (Vorsicht, ein "Keilbein" gibt es auch am Schädel: Os sphenoidale!)
os ethmoidale n.	Siebbein
os frontale n.	Stirnbein
os hamatum n.	Hakenbein
os hyoideum n.	Zungenbein
os ilii n.	Darmbein
os ilium n.	Darmbein
os ischii n.	Sitzbein
os lacrimale n.	Tränenbein
os lunatum n.	Mondbein
os nasale n.	Nasenbein
os naviculare n.	Kahnbein der Fußwurzel (Vorsicht, ein "Kahnbein" gibt es auch an der Hand: Os scaphoideum!)
os occipitale n.	Hinterkopfknochen
os palatinum n.	Gaumenbein
os parietale n.	Scheitelbein
os pisiforme n.	Erbsenbein
os pubis n.	Schambein
os sacrum n.	Kreuzbein
os scaphoideum n.	Kahnbein der Handwurzel (Vorsicht, ein "Kahnbein" gibt es auch am Fuß: Os naviculare!)
os sphenoidale n.	Keilbein (Vorsicht, am Fuß gibt es auch drei "Keilbeine": Os cuneiforme mediale / intermedium / laterale)
os temporale n.	Schläfenbein
os temporale, pars petrosa n.	Felsenbein. Enthält Gehörorgan und Gleichgewichtsorgan.
os temporale, pars squamosa n.	Schläfenbeinschuppe, Schuppenteil des Schläfenbeins
os temporale, pars tympanica n.	Paukenteil des Schläfenbeins, Gehörgangsknochen
os trapezium n.	großes Vieleckbein
os trapezoideum n.	kleines Vieleckbein
os triquetrum n.	Dreiecksbein
os zygomaticum n.	Jochbein
os, oris n.	Mund
os, ossis n.	Knochen, Bein
osmos m. gr.	Drang, Drängen, Stoßen
ossa antebrachii	Unterarmknochen

ossa carpi	Handwurzelknochen
ossa digitorum manus / pedis n.	Fingerknochen / Zehenknochen, Phalangen
ossa metacarpi n.	Mittelhandknochen, Metacarpalia
ossa metatarsi n.	Mittelfußknochen, Metatarsalia
ossa tarsi n.	Fußwurzelknochen, Tarsalia
osseus, a, um	knöchern
ossificans, antis	knochenbildend, verknöchernd
Ossifikation f.	Verknöcherung, Knochenbildung
Osteoblast m.	Knochenbildungszelle; bildet Osteoid
Osteogenese f.	Bildung von Knochengewebe
Osteoid n.	unverkalkte Interzellularsubstanz des Knochens; sezerniert von Osteoblasten
osteoides gr.	knochenähnlich
Osteoklast m.	bewegliche Knochenabbauzelle; vielkernig
osteon n. gr.	Knochen, Knochenröhrchen, Havers'sches System
Osteozyt m.	nicht mehr teilungsfähige Knochenzelle; entsteht aus Osteoblast
ostium abdominale / uterinum tubae uterinae n.	Bauchhöhlenöffnung / Gebärmutteröffnung des Eileiters
ostium tympanicum / pharyngeum tubae auditivae n.	Paukenhöhlenmündung / Rachenmündung der Ohrtrompete
ostium ureteris n.	Harnleitereinmündung in die Harnblase
ostium urethrae externum / internum n.	äußerer / innerer Harnröhrenmund, äußere / innere Harnröhrenöffnung
ostium uteri externum / internum n.	äußerer / innerer Muttermund
ostium vaginae n.	Scheidenöffnung
ostium, i n.	Einmündungsstelle, Öffnung, Eingang
osus, a, um (Suffix)	reich an
oticus, a, um	zum Ohr gehörig, Ohr-
ous, otos gr. n.	Ohr
ovalis, e	eiförmig, oval
Ovar n.	Eierstock
ovarialis, e	zum Eierstock gehörig, Eierstock-, ovarial
ovaricus, a, um	zum Eierstock gehörig, Eierstock-
ovarium, i n.	Eierstock
oviductus, us m.	Eileiter
Ovozyt m.	Eizelle
Ovulation f.	Eisprung (ca. am 15. Tag des Zyklus); Freigabe einer reifen Eizelle aus dem Graaf-Follikel des Eierstocks.
ovulum, i n.	kleines Ei
ovum, i n.	Ei
oxyphile Zellen	Epithelkörperchen

Oxytocin n.	Peptidhormon, aus Neurohypophyse sezerniert; Wirkung: Kontraktion des Uterus und Milchejektion

P	
Pacchioni-Granulationen	Granulationes arachnoideae, Arachnoidalzotten. Funktion: Resorption des Liquors aus dem Subarachnoidalraum.
pachymeninx, ingis f.	derbe Hirnhaut, Dura mater
pachys gr.	derb
Pachytän n.	Stadium in der Prophase 1 der Meiose
pagus, i m.	Doppelmissbildung mit Verwachsung bei Zwillingen
Palaeocortex m.	Altrinde
palaios gr.	alt
palatinus, a, um	zum Gaumen gehörig, Gaumen-
palatum durum / molle n.	harter / weicher Gaumen
palatum, i n.	Gaumen
pallidum, i n.	siehe Globus pallidus
pallidus, a, um	blass, bleich
pallium, i n.	Mantel
palma manus f.	Handfläche, Hohlhand
palma, ae f.	Handfläche
palmar	auf der Holhandseite gelegen, handflächenseitig, hohlhandseitig
Palmaraponeurose f.	Hohlhandsehnenplatte, Aponeurosis palmaris
palmaris, e	an der Handfläche gelegen, Handflächen-, palmar
palmatus, a, um	palmzweigartig
palpatio, onis f.	Abtasten
palpebra, ae f.	Augenlid
palpebralis, e	zum Augenlid gehörig, Augenlid-
PALS	periarterielle Lymphozytenscheide; T-Lymphozytenregion; gelegen in Milz, weißer Pulpa
pampiniformis, e	rankenförmig
pan- gr.	ganz, gesamt
pancreas, atis n.	Bauchspeicheldrüse
pancreaticus, a, um	zur Bauchspeicheldrüse gehörig, Bauchspeicheldrüsen-
Paneth-Zellen	Zellen am Boden der Lieberkühn-Krypten, v.a. in Jejunum und Ileum. Sezernieren antimikrobielle Proteine.
panniculus adiposus m.	Unterhautfettgewebe
panniculus, i m.	Schicht
papilla duodeni major f.	große Zwölffingerdarmpapille, siehe Vater'sche Papille.

papilla duodeni minor f.	kleine Zwölffingerdarmpapille, inkonstant. Hier mündet der Ductus pancreaticus accessorius (Santorini-Gang) in das Duodenum ein.
papilla lacrimalis f.	Tränenpapille, Tränenwärzchen
papilla mammaria f.	Brustwarze
papilla nervi optici f.	Sehnervpapille, Discus nervi optici
papilla renalis f.	Nierenpapille
papilla, ae f.	Warze, Bläschen, warzenartige Erhebung
papillae filiformes f.	Fadenpapillen (Zungenrücken)
papillae foliatae f.	Blattpapillen (Zungenrücken)
papillae fungiformes f.	Pilzpapillen (Zungenrücken)
papillae gustatoriae f.	Geschmackspapillen (Zungenrücken)
papillae vallatae f.	Wallpapillen (Zungenrücken)
papillaris, e	zur Papille gehörig, Papillen-, papillär, warzenartig
Papille f.	warzenartige Erhebung, Bläschen
papula, ae f.	Bläschen, Hautknötchen, Papel f.
par, paris	gleich, entsprechend
para(-)	neben, durch, gegenüber, außer der Norm
Paradidymis f.	Beihoden
Paraffin n.	Material, in das histologische Schnitte eingebettet werden, so dass die Gewebeprobe mit dem Mikrotom geschnitten werden kann
parafollikulär	neben den Follikeln gelegen
parakortikal	neben der Rinde gelegen
parakrin	in die direkte Umgebung absondernd und dadurch benachbarte Zellen beeinflussend
paralysis, is f.	vollständige Lähmung, Paralyse f.
parametrium, i n.	Bindegewebe neben dem Uterus
Paraplasma n.	Einschlüsse im Protoplasma; zählt nicht zum Zytoplasma
parasternal	neben dem Brustbein gelegen (z.B 3.ICR links parasternal)
parasympatheticus, a, um	zum Parasympathikus gehörig
Parasympathikus m.	aufbauender, Energie speichernder und regenerativer Anteil des autonomen Nervensystems; wenn er aktiv ist, so erholt sich der Körper. Er ist der Gegenspieler des Sympathikus.
Parathyroidea f.	kurz für: Glandula parathyroidea, Nebenschilddrüse
parathyroideus, a, um	neben der Thyroidea gelegen, zur Parathyroidea gehörig, Nebenschilddrüsen-
paraurethralis, e	neben der Urethra gelegen
paravertebral	neben den Wirbeln gelegen
parenchyma, atis n.	Parenchym; Funktionelles Organgewebe, das die Leistungen des Organs erfüllt. Der Gegenbegriff ist Stroma.
parenchymatosus, a, um	reich an Parenchym

parenteralis, e	unter Umgehung des Darms, neben dem Darm, parenteral
paresis f. gr.	Erschlaffung, unvollständige Lähmung, Parese f.
paries membranaceus m.	membranartige Wand
paries, etis m.	Wand, Seite
parietalis, e	1) wandständig, rumpfwandseitig (im Gegensatz zu eingeweideseitig = visceralis); 2) zum Scheitelbein gehörig
parodontium, i n.	Zahnbett, Bestandteil des Odonton; beinhaltet Zement, Wurzelhaut, Alveolenkortikalis und Gingiva
parotis, idis f.	Ohrspeicheldrüse, Parotis f.
pars ascendens / descendens f.	aufsteigender / absteigender Teil
pars cervicalis / thoracica / abdominalis f.	Hals- / Brust- / Bauchanteil, der im Halsbereich / Brustbereich / Bauchbereich liegende Teil
pars flaccida f.	schlaffer Teil (Trommelfell)
pars laryngea pharyngis f.	Hypopharynx, unterer Rachenraum, Kehlkopfrachenraum
pars nasalis pharyngis f.	Epipharynx, Nasopharynx, Nasenrachenraum
pars oralis pharyngis f.	Oropharynx, Mundrachenraum
pars petrosa ossis temporalis f.	Felsenbein
pars tensa f.	gespannter Teil (Trommelfell)
pars, partis f.	Teil
partialis, e	teilweise, Teil-, partiell
Partikel n.	sehr kleines Körperchen
partus, us m.	Geburt, Leibesfrucht
parvus, a, um	klein
PAS-Färbung	Periodic Acid Schiff Reaction; färbt Schleim und Glykogen purpurrot
patella, ae f.	Kniescheibe
patellaris, e	zur Kniescheibe gehörig, Kniescheiben-
paternus, a, um	väterlich, Vater-
pathie gr. (suffix)	1) das Leiden, Krankheit 2) Empfindung, Gefühl
pathogeneus, a, um	krankheitserregend, pathogen
pathologisch	krankhaft; der Gegenbegriff ist physiologisch.
pathos n. gr.	Leiden, Krankheit
pausa, ae f.	Pause, Ende
PDA	siehe Ramus interventricularis posterior
pecten, inis m.	Kamm
pectineus, a, um	mit einem Kamm versehen, Kamm-
pectoralis, e	zur Brust gehörig, Brust-
pectus, oris n.	Brust, vordere Brustwand
pedarius, a, um	zum Fuß gehörig, Fuß-
pedes, i m.	Fußgänger
pedesis f. gr.	das Springen

pedunculus cerebellaris m.	Kleinhirnstiel
pedunculus, i m.	Füßchen, Stiel
pellucidus, a, um	durchsichtig
pelvicus, a, um oder pelvinus, a, um	Becken-, zum Becken gehörend, pelvin
pelvis major / minor	großes / kleines Becken
pelvis masculina / feminina f.	männliches / weibliches Becken
pelvis renalis f.	Nierenbecken
pelvis, is f.	Becken, Schüssel
penetrans, antis	durchdringend
penia f. gr.	Mangel (z.B. in Thrombozytopenie)
penis, is m.	männliches Glied, Penis
pepsis f. gr.	Verdauung
per(-)	durch(-), hindurch; völlig, besonders stark
perforans, antis	durchlöchernd, durchbohrend
perforatio, onis f.	Durchbohrung, Durchbruch
perfusio, onis f.	das Durchströmen
Perfusion f.	Durchbluten, das Durchströmen mit Blut
peri(-) gr.	um…herum
pericardium, i n.	Herzbeutel
perichondral	zur Knorpelhaut gehörig, Knorpelhaut-
Perichondrium n.	Knorpelhaut
pericranium, i n.	Knochenhaut / Periost des Schädels
Perikaryon n.	das den Kern Umgebende = das um den Zellkern liegende Zytoplasma einer Nervenzelle oder der Zellkörper einer Nervenzelle
perilympha, ae f.	Flüssigkeit, die das häutige Labyrinth umgibt; Perilymphe f.
perimetrium, i n.	Bauchfellüberzug der Gebärmutter
perinatalis, e	um den Zeitpunkt der Geburt herum
perinealis, e	zum Damm gehörig, Damm-
perineum, i n.	Damm; gelegen zwischen After und scrotum/vagina
Perineuralepithel n.	die einen Nerven äußerlich umhüllende Zellschicht
Perineurium n.	Bindegewebe, das ein Nervenfaserbündel umfasst
Perinuklearzisterne f.	Spaltraum, begrenzt von innerer und äußerer Kernmembran
periodontium, i n.	Wurzelhaut der Zähne
periodus, i f.	Umlauf, Zeitraum eines Monats
periorchium, i n.	Hodenhülle
Periost n.	Knochenhaut
periosteum, i n.	Knochenhaut, Periost
peripher	am Rande liegend, im Randgebiet befindlich, zum Körperrand hin gelegen, außen
peripheria, ae f.	Umkreis

periportales Feld	Bindegewebe zwischen Leberläppchen; enthält je einen Ast der A. interlobularis, V. interlobularis und einen kleinen Gallengang
Peristaltik f.	nach einer Erschlaffungswelle der Ringmuskulatur von Hohlorganen folgt eine wellenförmig fortschreitende Kontraktion, so dass der Inhalt der Hohlorgane vorwärtstransportiert wird
peristaltikos gr.	rundum zusammendrückend
perithelium, i n.	äußerste Zellschicht kleiner Blutgefäße
peritonaeum parietale n.	rumpfwandseitiges Blatt des Bauchfells, Rumpfwandblatt des Bauchfells
peritonaeum viscerale n.	eingeweideseitiges Blatt des Bauchfells, Eingeweideblatt des Bauchfells
peritonealis, e	zum Bauchfell gehörig, Bauchfell-
peritoneum, i n. oder peritonaeum, i n.	Bauchfell
Perizyten	kontraktile, der Kapillarwand anliegende Zellen
Perkussion f.	Beklopfen
permanens, entis	bleibend, fortdauernd
permeabilis, e	durchlässig, durchgängig, permeabel
Permeabilität f.	Durchlässigkeit
perniciosus, a, um	verderblich
perone f. gr.	Wadenbein
peronealis, e	zum Wadenbein gehörig, Wadenbein- (Synonym zu fibularis, e)
peroneus, a, um	zum Wadenbein gehörig, Wadenbein- (Synonym zu fibularis, e)
Peroxisom n.	Zellorganelle, die wasserstoffperoxid-bildende Katalasen und Oxidasen enthält
perpendicularis, e	senkrecht
persistens, entis	bestehen bleibend
pes anserinus profundus m.	tiefer Gänsefuß: drei Sehnenzüge des M. semimembranosus
pes anserinus superficialis m.	oberflächlicher Gänsefuß: Sehnenplatte, gebildet aus den Sehnen des M. sartorius, M. gracilis und M. semitendinosus
pes, pedis m.	Fuß
petiolus, i m.	Stiel, kleiner Fuß
petra f. gr.	Fels
petrosus, a, um	zum Felsenbein gehörig, felsig, Felsen-
Peyer-Plaques / Peyersche Platten	Noduli lymphatici aggregati. Ansammlungen von Lymphfollikeln in der Lamina propria mucosae sowie Submucosa des Ileums und des Appendix. Durchmesser: mehrere Zentimeter. Funktion: lokale Immunität.
phagein gr.	essen, fressen
phagia f. gr.	das Essen, das Fressen

Phagozyten	zur Phagozytose fähige Zellen, Fresszellen: polymorphkernige neutrophile Granulozyten, Monozyten, Makrophagen
Phagozytose f.	Aufnahme von festen Partikeln in Phagozyten
phainein gr.	sichtbar machen, darstellen, zeigen
Phalangenzellen	Stützzellen im Corti-Organ
phalanx distalis f.	Endglied (an Finger oder Zehe)
phalanx media f.	Mittelglied (an Finger oder Zehe)
phalanx proximalis f.	Grundglied (an Finger oder Zehe)
phalanx, angis f.	Fingerglied, Zehenglied
phallus, i m.	Penis, männliches Glied
Phän n.	Merkmal, das durch ein oder mehrere bestimmte Gene erzeugt wird
Phänomen n.	(ungewöhnliche) Erscheinung / Erscheinungsform
Phänotyp m.	Erscheinungsbild, bestehend aus allen einzelnen Phänen eines Organismuses
phäochrome Zellen	Zellen des Nebennierenmarks
pharyngeus, a, um	zum Rachen gehörig, Rachen-, Schlund-
pharynx, gis m./f.	Rachen, Schlund
Phase f.	zeitlicher Abschnitt
philia f. gr.	Liebe, Freundschaft
philtrum, i n.	Nasen-Lippen-Rinne beim Embryo; ca. in der 5. SSW
phleps, phlebos f. gr.	Vene, Ader
phobos m. gr.	Furcht
Phokomelie f.	Robbengliedrigkeit. Bei dieser Missbildung setzen die Hände direkt an der Schulter, die Füße direkt an der Hüfte an.
phonema n. gr.	Stimme
phren, phrenos f. gr.	Zwerchfell; Gemüt, Geist
phrenicus, a, um	zum Zwerchfell gehörig, Zwerchfell-
phylaxis f. gr.	Bewachung
phyle f. gr.	Stamm, Volksstamm
Phylogenese f.	Stammesentwicklung, Entwicklung eines Stammes von Lebewesen im Verlauf von langer Zeit (Jahrtausende, Jahrmillionen). Gegenbegriff ist die Ontogenese.
physiologisch	zu den normalen / gesunden Körperfunktionen gehörig. Gegenbegriff ist pathologisch.
physis f. gr.	Natur, das Wirkliche, das Körperliche
pia mater f.	weiche Hirnhaut
Pigmentepithel n.	Stratum pigmentosum retinae
pigmentum, i n.	Farbstoff
pilosus, a, um	haarig
pilus, i m.	einzelnes Körperhaar
pinea, ae f.	Zirbeldrüse, Epiphyse, Fichtenzapfen

pinealis, e	zur Zirbeldrüse gehörig, Zirbeldrüsen-, Epiphysen-, Fichtenzapfen-
Pinealozyten	Zellen der Epiphyse (Zirbeldrüse); bilden Melatonin
pinein gr.	trinken
Pinozytose f.	Aufnahme flüssiger Partikel
Pipette f.	kleines Glasröhrchen mit verengter Spitze zum Abmessen, Entnehmen und Übertragen von Flüssigkeiten
pira, ae f.	Birne
piriformis, e	birnenförmig
pisiformis, e	erbsenförmig
pituitarius, a, um	schleimig
pius, a, um	weich, fromm
placenta, ae f.	Mutterkuchen, Nachgeburt
planta pedis f.	Fußsohle
planta, ae f.	Fußsohle, Pflanze
plantar	an der Fußsohle gelegen, fußsohlenseitig
plantaris, e	zur Fußsohle gehörig, Fußsohlen-, fußsohlenseitig, plantar
plantatio, onis f.	das Pflanzen
planum, i n.	Ebene, Fläche
planus, a, um	eben, flach
plasma n. gr.	das Geformte
Plasmalemm n.	Zellmembran
Plasmazelle	Immunglobuline produzierende B-Zelle; erkennbar an Kern mit typischer Radspeichenstruktur
platys gr.	flach, platt, breit
platysma, atis n.	breiter Hautmuskel des Halses
Plegie f.	vollständige Lähmung
pleura parietalis f.	rumpfwandseitiges Brustfell, Rippenfell
pleura visceralis / pulmonalis f.	eingeweideseitiges / lungenseitiges Brustfell, Lungenfell
pleura, ae f.	Brustfell
pleuralis, e	zum Brustfell gehörig, Brustfell-, pleural
plexiformis, e	geflechtartig
plexus brachialis m.	Armnervengeflecht aus C4-Th1
plexus cervicalis m.	Halsnervengeflecht aus C1-C4
plexus choroideus m.	Gefäßgeflecht / Adergeflecht in den Hirnventrikeln; bildet den Liquor cerebrospinalis
plexus coccygeus m.	Steißbeinnervengeflecht aus S4-S5
plexus coeliacus m.	siehe Plexus solaris
plexus lumbalis m.	Lendennervengeflecht aus L1-L4
plexus myentericus m.	siehe Auerbach-Plexus
plexus nervosus m.	Nervengeflecht
plexus pampiniformis m.	Rankengeflecht (der V. testicularis)
plexus sacralis m.	Kreuzbeinnervengeflecht aus L5-S3

plexus solaris m.	Sonnengeflecht, Plexus coeliacus. Nervengeflecht im Bereich des Truncus coeliacus.
plexus submucosus m.	siehe Meissner-Plexus
plexus venosus m.	Venengeflecht
plexus, a, um	geflochten
plexus, us m.	Geflecht
plica vestibularis f.	Vorhoffalte, Taschenfalte (Kehlkopf)
plica vocalis f.	Stimmlippe, Stimmfalte (Kehlkopf)
plica, ae f.	Falte
plicae circulares f.	Ringfalten, siehe Kerckring'sche Falten
plicae gastricae f.	Magenschleimhautfalten
plicae transversales recti f.	siehe Kohlrausch-Falten
pluripara, ae f.	die Mehrgebärende
Pluripotenz f.	Fähigkeit einer undifferenzierten Zelle, sich in viele verschiedene Richtungen weiterzuentwickeln
pneuma, pneumatos n. gr.	Atem, Luft
pneumon m. gr.	Lunge
Pneumozyt m.	siehe Alveolarepithelzelle
pnoe f. gr.	Atmung, das Atmen
podo- gr.	Fuß-
Podozyten	Füßchenzellen, versehen mit langen Ausläufern; gelegen im inneren Blatt der Bowman-Kapsel; bilden zusammen mit Kapillarendothel und Basalmembran den Filter in einem Nierenkörperchen.
Poese f.	Bildung (von)
poikilos gr.	bunt
polios gr.	grau
pollex, icis m.	Daumen
polus, i m.	Pol, Drehpunkt
polymorph	vielgestaltig
Polyploidie f.	das Vorliegen einer Vervielfachung des Chromosomensatzes
poly- gr.	viel
Polysom n.	Polyribosom; mehrere, an eine mRNA gebundene Ribosomen
POMC	Proopiomelanocortin
pons, pontis m.	Brücke
pontinus, a, um	zur Brücke gehörig, Brücken-, pontin
poples, poplitis m.	Kniekehle, Kniebeuge
popliteus, a, um	zur Kniekehle gehörig, Kniekehlen-, popliteal
porta hepatis f.	Leberpforte
porta, ae f.	Pforte
portalis, e	Pfort-, die Leberpforte betreffend, Pfortader-
portio vaginalis cervicis f.	scheidenseitiger Teil des Gebärmutterhalses, Portio f.
portio, onis f.	Teil, Anteil

porus acusticus m.	Gehöröffnung
porus, i m.	Durchgang, Löchlein, kleine Öffnung
post(-)	nach(-)
postcentralis, e	hinter dem Sulcus centralis gelegen (-> sensorisch)
posterior, ius	der hintere
postganglionär	gelegen hinter der synaptischen Umschaltung in einem Ganglion eines peripheren Nervens
posthion n. gr.	Vorhaut
Posticus, i m.	kurz für: Musculus cricoarytaenoideus posterior
postnatal	nach der Geburt
postprandial	nach der Mahlzeit, nach dem Essen
potens, entis	fähig, einer Sache mächtig; stark, kräftig
potentia, ae f.	Fähigkeit, Vermögen, Kraft
Poupart-Band	Ligamentum inguinale, Leistenband. Zieht von der Spina iliaca ant. sup. zum Tuberculum pubicum.
prae(-)	vor(-)
praecentralis, e	vor dem Sulcus centralis gelegen (-> motorisch)
praecipitatus, a, um	ausgefällt
praecox, praecocis	vorzeitig, frühzeitig, zu früh
Praeembryonalperiode f. oder Praeembryonalphase f.	die ersten 1- 3 Entwicklungswochen der Leibesfrucht. Vgl. Embryonalphase
praeformativus, a, um	vorgebildet
praeganglionär	gelegen vor der synaptischen Umschaltung in einem Ganglion eines peripheren Nervens
Praemolar m.	siehe Dens praemolaris
praeparare	zubereiten, herrichten
Praeparat n.	das kunstgerecht Zubereitete
praeputium, i n.	Vorhaut
praeter(-)	außer(-), vorüber, vorbei an
praeventiv	vorbeugend
praevius, a, um	vorausgehend
prandial	auf die Mahlzeit bezogen, während des Essens auftretend
prandium, i n.	Mahlzeit
pre- oder prae-	vor-
presbys gr.	alt
Pressorezeptor m.	Druckfühler, Druckrezeptor
Primärfollikel m.	unreife Eizelle im Ovarium; erstes Stadium der Follikelreifung
primär	ursprünglich, Ursprungs-, Anfangs-, an erster Stelle stehend
primipara, ae f.	Erstgebärende
primitiv	kaum entwickelt, im Urzustand befindlich, einfach
Primordialfollikel m.	mit einer Schicht flacher Follikelzellen eingehüllte Eizelle im Eierstock

primordialis, e	ursprünglich, von Anfang an
primus, a, um	der erste
Prisma n.	dreiseitige Säule
pro(-)	vor(-); für; nach vorn, voraus
Pro-	Kennzeichen für eine Vorstufe, z.B. Proerythroblast
Procedere n.	Vorgehen
procerus, a, um	schlank
processus alveolaris maxillae / mandibulae m.	zahntragender Alveolarfortsatz des Oberkiefers / Unterkiefers
processus articularis sup. / inf. m.	oberer / unterer Gelenkfortsatz
processus condylaris m.	Gelenkfortsatz
processus coracoideus m.	Rabenschnabelfortsatz
processus coronoideus mandibulae / ulnae m.	Kronenfortsatz des Unterkiefers / der Elle
processus costalis m.	Rippenfortsatz
processus frontalis m.	Stirnfortsatz
processus mastoideus m.	Warzenfortsatz, Mastoid (Schädel)
processus pterygoideus m.	Flügelfortsatz (Schädel)
processus spinosus m.	Dornfortsatz (Wirbelsäule)
processus styloideus m.	Griffelfortsatz, Stiftfortsatz (Schädel, Radius, Ulna)
processus transversus m.	Querfortsatz (Wirbelsäule)
processus uncinatus m.	Hakenfortsatz (Pankreas, Os ethmoidale)
processus vocalis m.	Stimmbandfortsatz
processus xiphoideus m.	Schwertfortsatz (Brustbein)
processus zygomaticus m.	Jochfortsatz
processus, us m.	Fortsatz; das Fortschreiten
proctos, i m.	After, Mastdarm
Proerythroblast m.	Vorstufe des Erythrozyten in Erythropoese
profundus, a, um	tief, in der Tiefe gelegen
progenies, ei f.	Abstammung, Nachkommenschaft
Progesteron n.	Gelbkörperhormon; wichtigstes Gestagen; produziert v. a. in Corpus luteum und Plazenta; dient u.a. der Implantation und Nidation der Zygote.
Prognose f.	Vorausschau, Vorhersage
progredient	fortschreitend, voranschreitend
Progression f.	das Voranschreiten
Prokaryont m.	Einzeller ohne Zellkern: Bakterien und Blaualgen
Prolactin n. oder Prolaktin n.	laktotropes Hormon
prolapsus, us m.	Vorfall, das Fallen nach vorne, Prolaps m.
Proliferation f.	Wucherung
proliferatus, a, um	gesprosst, gewuchert
prominens, entis	hervorragend, herausragend
prominentia, ae f.	Vorsprung, hervorragende Stelle
promontorium, i n.	Vorsprung, Vorwölbung

Promyelozyt m.	Zelle der Granulozytopoese, Vorstufe des Myelozyten
pronatio, onis f.	Einwärtsdrehung, Pronation; Handhaltung wie beim (P)Brot-schneiden
pronator, oris m.	Einwärtsdreher
Prophase f.	erste Phase der Mitose
proprius, a, um	eigen, kennzeichnend
prospektiv	nach vorne / in die Zukunft schauend
prostata, ae f.	Vorsteherdrüse
prostaticus, a, um	zur Vorsteherdrüse gehörig, Vorsteherdrüsen-
Proteoglykan n.	Verbindung aus Protein und Glykosaminoglykanen
protoplasma, ae f.	gesamte Substanz der Zelle
protos- gr.	ursprünglich, anfänglich, zuerst
protuberantia, ae f.	Vorsprung, vorspringende Stelle eines Knochens, Knochenvorsprung
proximalis, e	der Körpermitte zu gelegen, rumpfwärts, rumpfnah
proximus, a, um	der nächste
psammos f. gr.	Sand
Pseudodeziduazellen	durch Speicherung von Lipiden und Glykogen modifizierte Bindegewebszellen der Kompakta
Pseudopodien	Scheinfüße; der Fortbewegung von Amöben dienend
pseudos gr.	falsch, vortäuschend, scheinbar, Schein-
pseudounipolare Neurone	Neurone, die scheinbar nur einen Fortsatz haben; dieser teilt sich aber in einen dendritischen und einen axonalen Anteil auf
psoas, psoae	Lenden-, zur Lende gehörig
psyche f. gr.	Psyche, Gemüt, Seele
pterygium, i n.	Flügel
pterygoideus, a, um	flügelförmig, Flügel-
ptosis f. gr.	das Herabhängen (des Augenoberlids), Ptose f.
Pubarche f.	Beginn des Schamhaarwachstums, etwa ab dem 11. Lebensjahr
pubertas, atis f.	Geschlechtsreife
pubes, is f.	die Scham, Schamgegend
pubicus, a, um	Scham-, Schambein-, zur Schamgegend gehörig
pudendalis, e	zur Schamgegend gehörig, Scham-
pudendum, i n.	Schamgegend
pudendus, a, um	die Schamgegend betreffend, Scham-
puga, ae f.	Steiß
pulmo dexter / sinister m.	rechte / linke Lunge, rechter / linker Lungenflügel
pulmo, onis m.	Lunge
pulmonalis, e	zur Lunge gehörig, Lungen-, pulmonal
pulmoneus, a, um	zur Lunge gehörig, Lungen-, pulmonal
pulpa dentis f.	Zahnmark

pulpa, ae f.	weiches Mark, Fleisch, Zahnmark
pulposus, a, um	voll von Mark, reich an Mark, pulpös
pulsus, us m.	Schlag, das Schlagen
pulvinar, aris n.	Polster, Kissen
punctio, onis f.	das Einstechen, das Hineinstechen, Punktion f. (meist zur Entnahme von Flüssigkeiten oder Gewebeproben)
pupilla, ae f.	Pupille, Sehloch (das von der Iris gebildet wird)
pupillaris, e	zur Pupille gehörig, Pupillen-
Purkinje-Fasern	Rami subendocardiales. Endstrecken des Herzreizleitungssystems. Sie leiten die elektrische Erregung auf die Arbeitsmuskulatur des Herzens über.
purkinjensis, e	Purkinje-
Purkinje-Zellen	Zellen in der mittleren Schicht der Kleinhirnrinde. Erhalten Afferenzen von Kletterfasern und Korbzellen und wirken selbst inhibitorisch.
purpura, ae f.	Purpura, Purpurfarbe
purpureus, a, um	purpurrot, tiefrot
pus, podos m. gr.	Fuß (siehe auch: podo-)
putamen, inis n.	Schalenkern, Putamen (Teil des Striatums); Hülse, Schale
pyelo- gr.	Nierenbecken-
Pyelon n.	Nierenbecken
pyelos f. gr.	Becken, Wanne
pyknos gr.	dick
pyloricus, a, um	den Magenausgang betreffend, Pförtner-
pylorus, i m.	Pförtner, Magenausgang
pyramidalis, e	zur Pyramide gehörig, pyramidenförmig, Pyramiden-
pyramis, idis f.	Pyramide
pyrogen	Fieber hervorrufend (von gr. pyr. n. Feuer, Fieber)

Q	
quadrangularis, e	vierwinkelig
Quadrant m.	der vierte Teil, Viertelebene
quadratus, a, um	quadratisch, viereckig
quadri-	vierfach
Quadriceps m.	kurz für: Musculus quadriceps femoris
quadriceps, ipitis	vierköpfig
quartus, a, um	der vierte
quattuor	vier
quintus, a, um	der fünfte

R	
radial	auf Seite der Speiche gelegen, speichenseitig, Speichen-

radialis, e	zur Speiche gehörig, Speichen-, radial
radiär	strahlenförmig
Radiärsinus	auf Mittelpunkt des Lymphknotens zulaufende, strahlenförmig angeordnete Sinus
radiatio optica f.	Sehstrahlung
radiatio, onis f.	Strahlung
radius, i m.	Speiche, Stab
radix anterior f.	vordere Spinalnervwurzel (motorisch)
radix dentis f.	Zahnwurzel
radix linguae f.	Zungenwurzel
radix mesenterii f.	Gekrösewurzel
radix penis f.	Peniswurzel
radix pili f.	Haarwurzel
radix posterior f.	hintere Spinalnervwurzel (sensibel)
radix unguis f.	Nagelwurzel
radix, icis f.	Wurzel
rami subendocardiales m.	siehe Purkinje-Fasern
ramus circumflexus m. (Herz)	Umfassungsast (= CX) der Herzkranzgefäße, geht hervor aus der Arteria coronaria sinistra
ramus circumflexus m.	herumgebogener Ast, Umfassungsast, umgreifender Ast
ramus communicans albus / griseus m.	weißer / grauer Verbindungsast
ramus communicans m.	Verbindungsast
ramus cutaneus m.	Hautast (eines Nerven oder eines Gefäßes)
ramus interventricularis anterior m. (RIVA)	vorderer Zwischenkammerast (=RIVA oder LAD (left anterior descendent)) der Herzkranzgefäße, geht aus der Arteria coronaria sinistra hervor
ramus interventricularis posterior m. (RIVP)	hinterer Zwischenkammerast (= RIVP oder PDA (posterior descendent artery)) der Herzkranzgefäße, geht hervor aus der Arteria coronaria dextra.
ramus mandibulae m.	Unterkieferast
ramus sup./inf. ossis pubis m.	oberer / unterer Schambeinast
ramus, i m.	Ast
raphe f.	Naht (von rhaphe f. gr.: Naht)
rarus, a, um	selten; locker
Rathke-Tasche	Epithelausbeulung im Dach der Mundbucht beim Embryo in der 4. Woche. Sie entwickelt sich weiter zum Hypophysenvorderlappen.
Raum, intervillöser	zwischen den Zotten gelegener Raum, Zwischenzottenraum
RCA	right coronary artery, siehe Arteria coronaria dextra
re(-)	zurück(-), wider(-), wieder(-)
recessivus, a, um	zurücktretend, zurückgehend
recessus, us m.	Verschieberaum, Vertiefung, Ausbuchtung

rectalis, e	zum Mastdarm gehörig, Mastdarm-
rectum, i n.	Mastdarm
rectus, a, um	gerade
recurrens, entis	zurücklaufend
reflexio, onis f.	das Zurückbeugen, das Zurückwerfen
refluxus, us m.	Rückfluss, Reflux m.
Regeneration	Wiederauffrischung, Erneuerung
regio carpalis f.	Handwurzelbereich
regio cervicalis f.	Halsgegend
regio epigastrica f.	Magengrube
regio glutealis f.	Gesäßgegend
regio inguinalis f.	Leistengegend
regio lumbalis f.	Lendengegend
regio pectoralis f.	Brustbereich
regio temporalis f.	Schläfengegend
regio umbilicalis f.	Nabelgegend
regio, onis f.	Körpergegend, Gegend, Bereich
regionalis, e	einen bestimmten Bereich betreffend
Reissner-Membran	Membrana vestibularis, Vestibularmembran, Paries vestibularis ductus cochlearis. Membran zwischen Ductus cochlearis und Scala vestibuli.
relaxatio, onis f.	Erschlaffung, Entspannung, Relaxation
ren, renis m.	Niere
renalis, e	die Nieren betreffend, Nieren-, renal
residualis, e	zurückbleibend, übrig bleibend
resonabilis, e	widerhallend
resonans, antis	widerhallend
resorbens, entis	zurücksaugend, wieder einziehend
Resorcin-Fuchsin-Färbung	färbt elastische Fasern schwarzviolett
Resorption f.	Aufnahme (von Stoffen), Wiederaufsaugung
respiratio, onis f.	Atmung
respiratorius, a, um	der Atmung dienend, Atmungs-
rete arteriosum n.	Arteriennetz
rete testis n.	Hodennetz
rete venosum n.	Venennetz
rete, is n.	Netz
retentio, onis f.	das Zurückhalten
reticularis, e	netzartig, netzförmig, Netz-, retikulär
reticulum, i n.	kleines Netz
Retikulinfasern	retikuläre Fasern
Retikulumzelle	sternförmige Zelle im retikulären Bindegewebe von Milz, LK, Tonsillen, Lamina propria des Darms und Knochenmark; fähig zur Differenzierung zu Monozyten
retina, ae f.	Netzhaut, Retina f.
retinaculum extensorum n.	Halteband der Streckersehnen
retinaculum flexorum n.	Halteband der Beugersehnen

retinaculum, i n.	Halteband
retro(-)	rück-, hinter, zurück, hinten
retroflexio, onis f.	Abknickung nach hinten
retrograd	rückwärts laufend, rückläufig, rückwirkend
retroperitonealis, e	hinter dem Bauchfell gelegen, retroperitoneal
retropositio, onis f.	Rückwärtsverlagerung
retrospektiv	zurückschauend, in die Vergangenheit schauend
retrovertieren	zurück / nach hinten führen / drehen
reuniens, entis	wieder vereinigend
reversibilis, e	umkehrbar, reversibel
Rezeptor m.	Empfänger
Rezidiv n.	Rückfall; Wiederkehren einer abgeheilten Krankheit
rhabdos f. gr.	Streifen, Strich
rhachis f. gr.	Rücken, Rückgrat
rheos n. gr.	Fluss, Strömen
rhinencephalon gr.	Riechhirn
rhis, rhinos f. gr.	Nase
Rhombencephalon n.	Rautenhirn
rhomboideus, a, um	rautenförmig
rhombus, i m.	Raute
Ribosom n.	Zellorganelle, der Proteinsynthese dienend
rima ani f.	Gesäßfalte, Gesäßspalte
rima glottidis f	Stimmritze
rima oris f.	Mundspalte
rima palpebrarum f.	Lidspalte
rima pudendi f.	Schamspalte
rima, ae f.	Spalte, Ritze
Riolan-Anastomose	inkonstante Gefäßverbindung zwischen zwei wichtigen arteriellen Blutwegen: 1) A. mesenterica sup. → A. colica media → Riolan-Anastomose 2) A. mesenterica inf. → A. colica sinistra → Riolan-Anastom. Verschließt sich eines der beiden Mesenterialgefäße, kann die Durchblutung von der anderen Seite her erfolgen.
risorius, a, um	zum Lachen dienend, Lach-
risus, us m.	Lachen
RIVA / RIVP	siehe Ramus interventricularis anterior / posterior
Rolando-Furche	siehe Sulcus centralis (Gehirn)
rostral	am Schädel: zum Mund hin gelegen, mundwärts gelegen
rostrum, i n.	Schnabel
rota, ae f.	Rad
rotatio, onis f.	Drehung
rotator, oris m.	Dreher

Rotatoren	unmittelbar der Gelenkkapsel anliegende Schultergelenksmuskeln
Rotatorenmanschette f.	besteht aus 4 Muskeln und ihren Sehnen: M. supraspinatus, M. infraspinatus, M. subscapularis und M. teres minor.
rotundus, a, um	rund
ruber, bra, brum	rot
rudimentär	unausgebildet, verkümmert
rudimentum, i n.	nicht ausgebildetes, embryonales Organ
Ruffini-Körperchen	Druckrezeptoren im Stratum reticulare des Coriums u. Subcutis
ruga, ae f.	Falte, Runzel

S	
saccharum, i n.	Zucker
sacciformis, e	sackförmig
sacculus alveolaris m.	Alveolarsäckchen
sacculus, i m.	Säckchen
saccus vitellinus m.	Dottersack des Embryos
saccus, i m.	Sack
sacer, cra, crum	heilig
sacralis, e	zum Os sacrum gehörig, Kreuzbein-
sagitta, ae f.	Pfeil
sagittalis, e	pfeilartig, pfeilwärts
saliva, ae f.	Speichel
salivarius, a, um	dem Speichelfluss dienend, Speichel-
salivatio, onis f.	Speichelfluss, Salivation f.
salpinx, gis f.	Trompete
saltatorisch	sprunghaft
sanguineus, a, um	blutig, Blut-
sanguis, inis m.	Blut
Santorini-Gang	Ductus pancreaticus accessorius. Inkonstanter, kleinerer Nebenausführungsgang der Bauchspeicheldrüse.
Saphena f.	kurz für: Vena saphena, Rosenvene
saphenus, a, um	verborgen
Sarkolemm n.	Zellmembran der Muskelzelle
Sarkomer n.	kleinste kontraktile Einheit einer Myofibrille
Sarkoplasma n.	Zytoplasma der Muskelzelle
sarkoplasmatisches Reticulum (SR)	= endoplasmatisches Reticulum (ER) der Muskelzelle
sarko-	Fleisch- (von sarx, sarkos f. gr. – Fleisch)
sartorius, a, um	zum Schneidern dienend, Schneider-
scala tympani f.	Paukentreppe (Ohr); enthält Perilymphe
scala vestibuli f.	Vorhoftreppe (Ohr); enthält Perilymphe
scala, ae f.	Treppe, Wendel
scalenus, a, um	uneben, schief

Scaphoid n.	kurz für: Os scaphoideum, Kahnbein der Handwurzel
scaphoideus, a, um	kahnförmig
scapula, ae f.	Schulterblatt
scapularis, e	zum Schulterblatt gehörig, Schulterblatt-
scapus, i m.	Schaft
sceletum, i n. und sceletus, i m.	Skelett
schisis f. gr.	Spaltung, Spalt, Durchtrennung
Schlemm-Kanal	Sinus venosus sclerae. Durch diesen Kanal fließt das Kammerwasser aus dem Kammerwinkel (Angulus iridocornealis) ins venöse System ab.
sciaticus, a, um	Synonym verwendet mit ischiadicus, a, um
sclera, ae f.	feste Hülle des Augapfels, Lederhaut des Auges
scrotalis, e	zum Hodensack gehörig, Hodensack-
scrotum, i n.	Hodensack
sebaceus, a, um	aus Talg bestehend, Talg-
sebum, i n.	Talg
secretio, onis f.	das Absondern, das Ausscheiden aus Drüsen, Sekretion f.
secretum, i n.	das Abgesonderte, Ausscheidung von Drüsen
sectio, onis f.	Schnitt, das Zerschneiden
secundus, a, um	der zweite, nachfolgend
sedimentum, i n.	Bodensatz
segmentalis, e	zu einem Segment gehörig, Segment
segmentum anterius n.	Vorderabschnitt / -segment
segmentum apicale n.	Spitzenabschnitt / -segment
segmentum basale n.	Grundabschnitt / -segment
segmentum laterale n.	Seitenabschnitt / -segment
segmentum lingulare n.	Zungenabschnitt / -segment
segmentum mediale n.	Innenabschnitt / -segment
segmentum posterius n.	Hinterabschnitt / -segment
segmentum superius n.	Oberabschnitt / -segment
segmentum, i n.	Abschnitt, Segment
Segregation f.	das Trennen, die Aufspaltung, das Auseinanderweichen
Sekret n.	der von einer Drüse / Zelle produzierte und abgegebene Stoff
Sekretion f.	Absonderung von Sekret aus Zellen / Drüsen
Sekundärfollikel m.	unreife Eizelle im Ovarium, entstanden aus Primärfollikel; zweites Stadium der Follikelreifung
sella turcica f.	Türkensattel (im Os sphenoidale)
sella, ae f.	Sessel, Sattel
semen, inis n.	Same
semi(-)	halb-, zur Hälfte
semicircularis, e	halbkreisförmig
semilateralis, e	halbseitig

semilunaris, e	halbmondförmig
Semilunarklappen	Taschenklappen des Herzens: Valva aortae und Valva trunci pulmonalis
semimembranosus, a, um	zur Hälfte aus Membran bestehend
seminalis, e	zum Samen gehörig, Samen-
seminifer, fera, ferum	samenführend
semipermeabilis, e	halbdurchlässig
semispinalis, e	halb zum Dornfortsatz gehörig
semitendinosus, a, um	halbsehnig
sensibilis, e	der Empfindung dienend, empfindlich, sinnlich wahrnehmbar, Empfindungs-
sensitivus, a, um	empfindlich
sensorius, a, um	der Sinnesempfindung dienend, die Sinnesempfindung betreffend
sensus, us m.	Sinnesempfindung
septalis, e	zur Scheidewand gehörig, Trennwand-
septikos gr.	Fäulnis bewirkend
septulum, i n.	kleines Scheidewändchen, kleine Trennwand
septum interatriale n.	Vorhofscheidewand
septum interventriculare n.	Kammerscheidewand
septum nasi n.	Nasenscheidewand
septum scroti n.	Hodensackscheidewand
septum, i n.	Scheidewand, Querwand, Trennwand, Schranke
Septumdefekt m.	Schaden an einer Trennwand, z.B. Vorhofseptumdefekt
septus, a, um	aufgeteilt
serös	siehe serosus
Serosa f.	siehe Tunica serosa
serosus, a, um	reich an Blutflüssigkeit, serumartig
serotinus, a, um	spät erscheinend, spät wachsend, spät
serpens, entis m./f.	Schlange
serra, ae f.	Säge
serratus, a, um	sägenförmig, gezähnt, gezackt
Sertoli-Zellen	Sertoli-Stützzellen. Längliche Zellen in Samenkanälchen der Hoden. Funktionen: Stützung, Abschirmung der Samenzellen vor Blutschadstoffen und Immunsystem, Stoffaustausch zwischen Blut und Tubuli seminiferi sowie Proteinsekretion.
serum, i n.	das Flüssige, Blutwasser, wäßriger Blutanteil
sesamoideus, a, um	sesamähnlich
Sexchromatin n.	Barr-Körperchen; Geschlechtschromatin; hervorgerufen durch XX-Paarung; im Granulozyten als "Drumstick" sichtbar
sexualis, e	das Geschlecht betreffend, Geschlechts-, sexual
Sharpey-Fasern	Fibrae perforantes. Kollagenfasern, die die Knochenhaut an der Knochengrundsubstanz befestigen.

sialon n. gr.	Speichel
sideros m. gr.	Eisen
Sigma n.	kurz für: Colon sigmoideum
sigma n. gr.	griechischer Buchstabe S
sigmoideus, a, um	sigmaförmig, S-förmig, geformt wie der griechische Buchstabe Sigma
signum, i n.	Zeichen, Krankheitszeichen
similis, e	ähnlich, gleichartig
simplex, icis	einfach
sinciput, cipitis n.	Vorderkopf
sine	ohne
singularis, e	einzeln vorkommend, einzeln
sinister, tra, trum	links
sinus caroticus m.	Karotissinus, Karotisausbuchtung. Enthält Drucksensoren.
sinus durae matris m.	venöse Hirnblutleiter der Dura mater
sinus frontalis m.	Stirnhöhle
sinus maxillaris m.	Kieferhöhle
sinus paranasales m.	Nasennebenhöhlen
sinus sphenoidalis m.	Keilbeinhöhle
sinus venosus sclerae m.	siehe Schlemm-Kanal
sinus, us m.	Biegung, Krümmung; Ausbuchtung, Hohlraum; venöser Blutleiter
Sinusknoten	Nodus sinuatrialis; Primärer Schrittmacher im Herzreizleitungssystem. Liegt im rechten Herzohr und erzeugt Aktionspotentiale mit einer Frequenz von 60-80 / min.
Sinusoid n.	kapillarartiges Gefäß im Leberläppchen
situs, a, um	gelegen
situs, us m.	Lage
skaphe f. gr.	Grube, Kahn
Skene-Gänge	Ductus paraurethrales. Zwei kurze, funktionslose, blind endende Gänge, die in den Scheidenvorhof münden. Sind als Äquivalente zur Prostata des Mannes aufzufassen.
skleros gr.	hart
skolios gr.	krumm
Skoliose f.	Verkrümmung der Wirbelsäule mit seitlicher Konvexität
skopein gr.	betrachten, untersuchen
smegma, atis n.	Vorhautsekret, Vorhautschmiere
socius, i m.	Gefährte
sol, solis m.	Sonne
solaris, e	sonnenförmig, zur Sonne gehörend, Sonnen-
soleus, a, um	geformt wie eine Scholle / Seezunge
solitarius, a, um	einzeln, vereinzelt
soma, atis n.	Körper

Somazelle	nicht zur Keimbahn gehörige Körperzelle
Somit	Ursegment
somnium, i n.	Traum
somnus, i m.	Schlaf
sondieren frz.	erkunden, mittels einer Sonde untersuchen
sopor, oris m.	tiefer Schlaf, schlafähnlicher Zustand
spatium epidurale n.	Epiduralraum
spatium perisinusoideum n.	siehe Disse-Raum
spatium retroperitoneale n.	Retroperitonealraum
spatium subarachnoideum n.	Subarachnoidalraum
spatium subdurale n.	Subduralraum
spatium, i n.	Zwischenraum, Freiraum, Raum
species, ei f.	Art
sperma, atis n.	Samen, Samenflüssigkeit
spermaticus, a, um	zum Samen gehörig, Samen-
Spermatide f.	Vorstufe des Spermiums, unreif
Spermatocyte f.	Stadium des Reifens während der Spermatogenese; es gibt primäre und sekundäre Spermatozyten
Spermatogenese f.	Entwicklung der Spermien
Spermatogonie f.	Ursamenzelle
Spermatozoon n.	Spermium
spermium, i n.	Samenfaden, Spermie f., männliche Samenzelle
sphen m. gr.	Keil
sphenoidalis, e	keilförmig
sphenoideus, a, um	keilförmig
sphincter, eris m.	Schließmuskel, Sphinkter m.
Spina bifida f.	Spaltwirbel, Wirbelbogenspalte (angeborene Fehlbildung)
spina iliaca ant. sup.	vorderer oberer Darmbeinstachel
spina iliaca f.	Darmbeinstachel
spina iliaca post. sup.	hinterer oberer Darmbeinstachel
spina ischiadica f.	Sitzbeinstachel
spina scapulae f.	Schulterblattgräte
spina, ae f.	Dorn, Stachel; Wirbelsäule, Rückenmark; Gräte
Spinalganglien	gelegen entlang des Rückenmarks an den Foramina intervertebralia; Zusammenlagerung größtenteils somatosensibler Nervenzellen; ihre peripheren Fortsätze bilden die Spinalnerven.
spinalis, e	zur Wirbelsäule gehörig, Wirbelsäulen-, zum Rückenmark gehörig, Rückenmark-, Dorn-, Dornfortsatz-, Stachel-, spinal
Spinalnerven	Rückenmarksnerven
spinosus, a, um	stachelig, dornig

spira, ae f.	Windung
spiralis, e	schraubenförmig, gewunden
spirare	atmen
splanchnicus, a, um	zu den Eingeweiden gehörig, Eingeweide-
splen, is m.	Milz
splenicus, a, um	Milz-, zur Milz gehörig
splenium, i n.	Wulst, Pflaster
splenius, a, um	zum Wulst gehörig, Wulst-, Pflaster-
spondylus, i m.	Wirbelknochen, Wirbel
spongia, ae f.	Schwamm
Spongiosa f.	kurz für Substantia spongiosa; innere Schicht der Knochensubstanz mit schwammartiger Anordnung von Knochenbälkchen.
spongiosus, a, um	schwammartig
Spongiozyten	Zellen mit schaumigem Aussehen; gelegen in der Zona fasciculata der Nebennierenrinde
spurius, a, um	unecht
squama, ae f.	Schuppe
squamosus, a, um	schuppig, Schuppen-
SST	Somatostatin
Stammganglien	siehe Basalganglien
stapedius, a, um	zum Steigbügel gehörig, Steigbügel-
stapes, edis m.	Steigbügel
staphyle f. gr.	Traube
stasis f. gr.	Stillstand, das Stillstehen
status, us m.	gesundheitliche Verfassung, Zustand
stear n. gr.	Fett
stella, ae f.	Stern
stellatus, a, um	sternförmig
stenos gr.	eng
stenosis, is f.	Verengung von Hohlorganen oder Gefäßen, Stenose f.
Stensen-Gang	Ductus parotideus. Ausführungsgang der Ohrspeicheldrüse
stercus, oris n.	Kot
stereo- gr.	einen Raum ausfüllend, räumlich
Stereozilien	besonders lange Mikrovilli, oft miteinander verklebt (-> keilförmiges Aussehen); haben keine Basalkörperchen
sterilis, e	unfruchtbar, keimfrei, steril
sternalis, e	zum Brustbein gehörig, Brustbein-, sternal
sternum, i n.	Brustbein
stethos n. gr.	Brust
Stethoskop n.	Hörrohr; eigentlich Instrument zur Brustuntersuchung
STH	somatotropes Hormon
stimulare	antreiben, erregen, anreizen

Stimulation f.	Erregung, Anregung, das Reizen
Stimulus m.	Reiz
stoma, atis n.	Mund
stomachus, i m.	Magen
Stomatodeum n.	dem Entoderm entstammende Mundbucht des Embryos
strabismus, i m.	Schielen
stratum basale n.	Basalschicht
stratum basale endometriale n.	siehe Basalis
stratum circulare n.	innere Ringmuskelschicht der Tunica muscularis
stratum corneum n.	Hornschicht
stratum functionale endometriale n.	siehe Functionalis
stratum ganglionare n.	Ganglienzellschicht
stratum gangliosum n.	Purkinje-Zellschicht
stratum germinativum n.	Keimschicht
stratum granulosum n.	Körnerschicht
stratum limitans n.	Grenzschicht
stratum longitudinale n.	äußere Längsmuskelschicht der Tunica muscularis
stratum lucidum n.	helle Schicht
stratum moleculare n.	Molekularschicht
stratum neurofibrarum n.	Nervenfaserschicht
stratum nucleare n.	Körnerschicht, Kernschicht
stratum papillare n.	Papillarschicht
stratum pigmentosum n.	Pigmentepithel
stratum plexiforme n.	Geflechtschicht
stratum reticulare n.	Netzschicht
stratum spinosum n.	Stachelzellschicht
stratum, i n.	Schicht, Decke, das Ausgebreitete
streptos m. gr.	Kette
stria, ae f.	Streifen
striae medullares f.	Markstreifen
Striatum n.	Streifenhügel. Besteht aus Putamen sowie Nucleus caudatus; gehört zum extrapyramidalmotorischen System und zu den Basalganglien. Es erzeugt einen bewegungshemmenden Effekt und ist vereinfacht als Antagonist des Globus pallidus anzusehen.
striatus, a, um	gestreift, streifenförmig
stroma, atis n.	Bindegewebskörper eines Organs, bindegewebiges Gerüst: dient nur als Stützgerüst. Der Gegenbegriff ist das Parenchym.
struma, ae f.	Kropf, Drüsenschwellung
styloideus, a, um	stiftförmig, stiftähnlich, griffelförmig
stylus, i m.	Stift, Griffel
sub(-)	unter(-), zu wenig

subcutaneus, a, um	unter der Haut liegend, Unterhaut-, subkutan
subcutis, is f.	Unterhaut
sublingual	unter der Zunge
Sublingualis f.	kurz für: Glandula sublingualis f.
sublingualis, e	unter der Zunge gelegen
Submandibularis f.	kurz für: Glandula submandibularis f.
submandibularis, e	unter dem Kiefer gelegen
Submucosa f.	kurz für: Tela submucosa f.
submucosus, a, um	unter der Mucosa gelegen, submukös
substantia adamantina f.	Zahnschmelz, Enamelum, Adamantin
substantia alba f.	weiße Substanz, enthält Nervenzellfortsätze
substantia compacta f.	Kompakta, kompakte Knochenrinde
substantia corticalis f.	Kortikalis, Knochenrinde
substantia grisea f.	graue Substanz, enthält Nervenzellkörper
substantia nigra f.	schwarze Substanz, schwarzer Kern: produziert Dopamin.
substantia spongiosa f.	Knochenbälkchen, siehe Spongiosa
substantia, ae f.	Substanz, Kern (im Gehirn)
Sudan-III-Färbung	Fettfärbung, färbt Fette orange
sudor, oris m.	Schweiß
sudorifer, feris	schweißführend, schweißleitend
Suffizienz f.	ausreichende Funktion und Leistung
sulcus centralis m.	Zentralfurche, Rolando-Furche
sulcus coronarius m.	Herzkranzfurche
sulcus nervi radialis m.	Radialisrinne, Furche des Nervus radialis
sulcus, i m.	Furche
super(-)	über(-), übermäßig, über…hinaus
supercilium, i n.	Augenbraue
superficialis, e	oberflächlich, an der Oberfläche gelegen, superfiziell
superior, ius	der obere
supinatio, onis f.	Auswärtsdrehung, Supination; Handhaltung wie beim Suppeessen
supinator, oris m.	Auswärtsdreher
supra(-)	oberhalb, über(-)
suprapiriform	oberhalb des M. piriformis gelegen
supraspinatus, a, um	oberhalb der Spina scapulae gelegen
supremus, a, um	der oberste
sura, ae f.	Wade
suralis, e	zum Wadenbein gehörig, Waden-
surface engl.	Oberfläche
Surfactant	proteinhaltiger Phospholipidfilm auf der Oberfläche der Alveolen; Funktion: Verminderung der Oberflächenspannung; gebildet von Typ-II-Alveolarepithelzellen
suspensorius, a, um	zum Aufhängen dienend, Aufhänge-
sustentaculum, i n.	kleine Stütze

sutura coronalis f.	Kranznaht am Schädeldach
sutura frontalis f.	Stirnnaht am Schädeldach
sutura lambdoidea f.	Lambdanaht am Schädeldach
sutura sagittalis f.	Pfeilnaht am Schädeldach
sutura, ae f.	Naht
sym-	mit, zusammen mit
sympathein gr.	mitleiden
sympatheticus, a, um	zum Sympathikus gehörig
sympathicus, a, um	zum Sympathikus gehörig, Sympathikus-, mitleidend
Sympathikus m.	leistungssteigernder und Energie verbrauchender Teil des autonomen Nervensystems; seine Erregung führt zu Kampf- und Fluchtbereitschaft des Körpers.
symphysis pubica f.	Schambeinfuge, Schambeinsymphyse f.
symphysis, is f.	Verbindung zweier Knochen durch Faserknorpel, Symphyse f.
Symptom n.	Krankheitszeichen
syn- gr.	mit-, zusammen mit
Synapse f.	Kontaktstelle zwischen Nervenzellen
synapsis gr.	Verbindungsstelle, Verbindung, Verknüpfung
Synarthrose f.	unechtes Gelenk mit bindegewebiger oder knorpeliger Verbindung ohne Gelenkspalt (Vgl. Diarthrose)
synchondrosis, is f.	Knochenverbindung durch Knorpel, Synchondrose f.
syndesmosis, is f.	Knochenverbindung durch zwischengelagertes Bindegewebe, Syndesmose f.
Syndrom n.	Krankheitsbild, das durch das gemeinsame Auftreten mehrerer Symptome gekennzeichnet ist.
synovia, ae f.	Gelenkschmiere, Synovia; gebildet von der Gelenkinnenhaut.
Synovialis f.	kurz für: Membrana synovialis; Innenhaut in der Gelenkkapsel
synthetisieren	zusammenfügen, zusammensetzen
Synzytium n.	Zellverband
systema conducens cordis f.	Herzreizleitungssystem
systole f. gr.	das Zusammenziehen

T	
Tabatière f. frz.	Schnupftabaksbecher
tachys gr.	schnell
taenia coli f.	Längsmuskelstreifen des Dickdarms, streifenförmige Längsmuskelschicht des Dickdarms. Es gibt die Taenia libera, die Taenia mesocolica und die Taenia omentalis.

taenia, ae f.	Strang, Streifen
talaris, e	zum Sprungbein gehörig, Sprungbein-
talus, i m.	Sprungbein
tardus, a, um	verspätet, zu spät, langsam
Tarsalia n.	Fußwurzelknochen, Ossa tarsalia
tarsalis, e	zur Fußwurzel gehörend, Fußwurzel- ; zum Knorpel des Augenlids gehörig
tarsus, i m.	Fußwurzel; Lidplatte des Auges
Tawara-Schenkel	Fortsetzungen des His-Bündels auf Kammerhöhe im Herzreizleitungssystem. Es gibt einen rechten und einen linken Tawara-Schenkel (Crus dextrum / sinistrum)
taxis f. gr.	Ordnung, Stellung
tectorius, a, um	bedeckend
tectum, i n.	Dach
teg(i)men, inis m.	Decke
tegmentum, i n.	Decke
tela subcutanea f.	Unterhaut
tela submucosa f.	Verschiebeschicht aus Bindegewebe, die die Lamina muscularis mucosae trennt von der Tunica muscularis
tela, ae f.	Gewebe, Bindegewebe, Gewebeschicht
Telencephalon n.	Endhirn
Telomer n.	Chromosomenende
Telophase f.	Phase der Mitose (Endphase)
telos n. gr.	Ende
tempora, orum n.	Schläfen
temporal	an der Schläfe gelegen, Schläfen
temporalis, e	zu den Schläfen gehörig, Schläfen-, temporal
tendineus, a, um	sehnig
tendo calcaneus m.	Achillessehne (wörtlich: Fersenbeinsehne)
tendo, inis m.	Sehne
Tenon-Hülle	Vagina bulbi, Augapfelscheide. Bindegewebige Hülle um den Augapfel.
tensor, oris m.	Spannmuskel
tensus, a, um	gespannt, gestreckt
tentorium, i n.	Zelt
tenuis, e	dünn, zart, fein
teras, teratos n. gr.	Ungeheuer, Missbildung
teratogen	Missbildungen hervorrufend
teres, etis	länglichrund
tergum, i n.	Rücken
Terminalhaar	dickes, pigmentiertes Haar, z.B als Kopfhaar, Augenbrauen oder Wimpern. Bei Männern oft als Körperbehaarung.
terminalis, e	zum Ende gehörig, an einer Grenze verlaufend, End-, Grenz-

terminus, i m.	Grenze, Ende; Fachausdruck
Tertiärfollikel m.	Graaf-Follikel; Stadium der Follikelreifung
tertius, a, um	der dritte
testicularis, e	zu den Hoden gehörig, Hoden-, testikulär
testiculus, i m.	Hoden
testis, is m.	Hoden
Testosteron n. gr.	Sexualhormon des Mannes; wichtigstes Androgen
tetanus, i m.	Wundstarrkrampf
thalamicus, a, um	zum Sehhügel gehörig, zum Thalamus gehörig, Thalamus-
thalamus, i m.	Sehhügel, Kammer
theca externa / interna f.	äußere / innere Hülle. Siehe Theca folliculi.
theca folliculi f.	Follikelhülle. Gliedert sich in eine äußere Follikelhülle (Theca externa folliculi) und eine innere Follikelhülle (Theca interna folliculi).
theca, ae f.	Hülle, Behältnis
Thelarche f. gr.	Beginn der Entwicklung der weiblichen Brust, etwa ab dem 11. Lebensjahr
thele f. gr.	Brustwarze, Mutterbrust
thenar, aris n.	Daumenballen
therapia, ae f.	Behandlung, Krankheitsbehandlung
thoracalis, e	zum Brustkorb gehörig, Brustkorb-, thorakal
thoracicus, a, um	zum Brustkorb gehörig, Brustkorb-, thorakal
thorax, acis m.	Brustkorb, Thorax m.
Thrombozyt m.	Blutblättchen; Normbereich: 150 – 450 G/l
thrombus, i m.	Blutgerinnsel, Blutpfropf
thymus, i m.	Thymusdrüse, innere Brustdrüse, Thymus m.
thyreoideus, a, um oder thyroideus, a, um	schildförmig, Schild-, Schilddrüsen-
Thyreotropin n.	TSH
thyroidea, ae f. oder thyreoidea, ae f.	Kurzform für: glandula thyreoidea f., Schilddrüse
Thyroxin n.	= T4 = Tetraiodthyronin; Schilddrüsenhormon
tibia, ae f.	Schienbein, Tibia f.
tibialis, e	schienbeinseitig, zum Schienbein gehörig, Schienbein-, tibial
tight junction engl.	dichte Verbindung, Verschlusskontakt, Zonula occludens f.; Verschmelzung zweier Zellmembranen unter Ausbildung einer stoffundurchlässigen Barriere.
tissue engl.	Gewebe
Titinfilament n.	= Connectinfilament; Protein der quergestreiften Muskulatur; es verbindet das Myosin mit der Z-Linie
T-Lymphozyten m.	Thymus-Lymphozyten
tome f. gr.	Schnitt
ton- gr.	Spannung, Druck

tonia, ae f.	Spannung
tonicus, a, um	stärkend
Tonofibrille f.	Bündel von Intermediärfilamenten
Tonofilament n.	Keratinfilament
tonsilla lingualis f.	Zungenmandel
tonsilla palatina f.	Gaumenmandel
tonsilla pharyngea f.	Rachenmandel
tonsilla tubaria f.	Tubenmandel
tonsilla, ae f.	Mandel, Tonsille. Lymphatisches Gewebe mit Barriere- und Abwehrfunktion gegen Infektionen.
tonsillaris, e	zu den Mandeln gehörig, Mandel-
tonus, i m.	Spannung, Spannungszustand
Topographie f.	Beschreibung der Lage und der Lageverhältnisse
topos m. gr.	Ort, Stelle
torsio, onis f.	Drehung, Achsendrehung, Torsion
torus tubarius m.	Tubenwulst (Ohrtrompete)
torus, i m.	Wulst, Anhebung
toxikon n. gr.	Gift
trabecula, ae f.	kleiner Balken, Bälkchen
Trabekel m.	Bälkchen
trabs, trabis f.	Balken
trachea, ae f.	Luftröhre
trachealis, e	zur Luftröhre gehörig, Luftröhren-, tracheal
tractus iliotibialis m.	Darmbein-Schienbein-Sehne / -Sehnenstrang
tractus opticus m.	Sehstrang
tractus, us m.	Strang, Sehnenstrang, das Ziehen
tragus, i m	Knorpelausbuchtung vor dem Meatus acusticus externus, Ohrmuschelbock
trans(-)	über, hinüber(-), jenseits
Transkription f.	Umschreibung, Überschreibung; Synthese von RNA an DNS-Matrizen; durchgeführt von RNA-Polymerasen
Translation f.	Übersetzung der mRNA in Protein
Transmitter m.	Überträgersubstanz
transmittere	hinüberschicken
Transposition f.	Umstellung, Vertauschung
transversalis, e	quer verlaufend, transversal
transversus, a, um	quer verlaufend
trapezium, i n.	Trapez
trapezius, a, um	trapezförmig, Trapez-
trapezoideus, a, um	trapezförmig, trapezähnlich
trauma, atis n.	Wunde, Verletzung
Treitz –Band	Plica duodenojejunalis = Plica duodenalis superior; Oft synonym verwendet für Treitz-Muskel.

Treitz-Muskel	Musculus suspensorius duodeni, Aufhängemuskel des Zwölffingerdarms. Aufhängeband, das die Flexura duodenojejunalis fixiert. Es besteht aus Muskel sowie aus Bindegewebe, daher oft auch Treitz-Band genannt.
tresis gr.	Durchbohrung
tri-	drei, dreifach
Triade f.	Dreiheit; Kontaktstelle eines mittigen T-Tubulus mit zwei angrenzenden terminalen Zisternen des Retikulums in der Skelettmuskulatur
triangularis, e	dreieckig
trias, ados f. gr.	Dreiheit, Zusammengehörigkeit von drei Strukturen oder Symptomen, Trias f.
triceps, cipitis	dreiköpfig
Trichromfärbung	färbt Kollagenfasern grün
tricuspidalis, e	dreizipfelig
Tricuspidalklappe	Valva atrioventricularis dextra
trigeminus, a, um	dreifach, Drillings-
trigger engl.	Auslöser
trigonum caroticum n.	Karotisdreieck, Halsschlagaderdreieck
trigonum lumbocostale n.	siehe Bochdaleck-Dreieck
trigonum pontocerebellare n.	Kleinhirn-Brücken-Winkel
trigonum sternocostale n.	bindegewebige, muskelfreie Schwachstelle des Zwerchfells. Sie ist sowohl rechtsseitig (Morgagni-Spalte) als auch linksseitig (Larrey-Spalte) vorhanden. Entsteht hier rechtsseitig eine Hernie, so spricht man von einer Morgagni-Hernie, linksseitig von einer Larrey-Hernie.
trigonum vesicae n.	Harnblasendreieck am Boden der Harnblase, gut erkennbar an seiner immer glatten Schleimhaut
trigonum, i n.	Dreieck
Trimenon n.	Zeitabschnitt von drei Monaten
Triplett n.	Dreiergruppe
triplex, icis	dreifach
triplo- gr.	dreifach
triploid	den dreifachen Chromosomensatz enthaltend
triquetrus, a, um	dreieckig
triticeus, a, um	weizenkornähnlich
Trizeps m.	kurz für Musculus triceps
trochanter major / minor m.	großer / kleiner Rollhügel
trochanter, eris m.	Rollhügel, Umläufer, knochiger Vorsprung am oberen Femurschaft
trochantericus, a, um	zum Trochanter gehörig, Rollhügel-
trochlea humeri f.	Oberarmrolle
trochlea, ae f.	Rolle

trop (Suffix)	auf etwas wirkend
trophe f. gr.	Ernährung
Trophoblast m.	äußere Zellschicht der Blastozyste (4./5. Tag nach Befruchtung); Der Anteil der Blastozyste, der etwa am 9. Tag in die Uteruswand eindringt und aus dem sich die Eihäute und Teile der Plazenta entwickeln.
truncus brachiocephalicus m.	Arm-Kopf-Arterienstamm
truncus coeliacus m.	Bauchhöhlenarterienstamm. Teilt sich auf in A. splenica (=A. lienalis), A. gastrica sinistra und A. hepatica communis.
truncus encephali m.	Hirnstamm
truncus pulmonalis m.	Lungenarterienstamm
truncus sympathicus m.	Sympathikus-Grenzstrang; gelegen entlang der Wirbelkörper auf beiden Seiten
truncus, i m.	Stamm (Gefäßstamm, Nervenstamm, Lymphgefäßstamm)
Trypsin n.	proteolytisches Verdauungsenzym
T-Tubulus m.	transversaler Tubulus
tuba auditiva f.	Ohrtrompete; siehe Eustachi-Röhre
tuba uterina f.	Eileiter
tuba, ae f.	Röhre, Trompete
tubarius, a, um	zur Tuba auditiva oder uterina gehörig, Tuben-
Tube f.	kurz für. Tuba uterina oder Tuba auditiva
tuber calcanei n.	Fersenbeinhöcker
tuber ischiadicum n.	Sitzbeinhöcker
tuber, eris n.	Höcker, Buckel
tuberalis, e	zum pars tuberalis der Adenohypophyse gehörig
Tuberalis-Zellen	feingekörnte Zellen im vorderen Hypophysenstiel
tuberculum majus / minus n.	großer / kleiner Höcker
tuberculum, i n.	Höcker
tuberositas, atis f.	Höcker, Rauhigkeit; oft auch: Ansatzstelle für Muskeln
tubularis, e	röhrenförmig, röhrchenförmig, tubulär
tubuli renales m.	Nierenkanälchen
tubuli seminiferi m.	Samenkanälchen, Hodenkanälchen
tubulus attenuatus m.	Überleitungsstück (Niere)
tubulus colligens m.	Sammelrohr (Niere)
tubulus conjungens m.	Verbindungsstück (in Nierenrinde)
tubulus distalis m.	Mittelstück (in Nierenrinde)
tubulus proximalis m.	Hauptstück (in Nierenrinde)
tubulus, i m	kleine Röhre, Röhrchen, Kanälchen
tubus, i m.	Röhre
tumor, oris m.	Geschwulst
tunica adventitia f.	siehe Adventitia (=Kurzform)

tunica albuginea f.	weißliche, kaum dehnbare Bindegewebshülle
tunica conjunctiva f.	Bindehaut (Auge)
tunica dartos f.	Muskelschicht des Hodensacks, Fleischhaut des Hodensacks
tunica intima f.	siehe Intima (=Kurzform)
tunica media f.	siehe Media (=Kurzform)
tunica mucosa f.	Schleimhaut, innere Auskleidung von Hohlorganen; hat mindestens zwei Schichten: Epithel + Lamina propria mucosae + evtl. Lamina muscularis mucosae
tunica mucosa olfactoria f.	Riechschleimhaut
tunica mucosa oris f.	Mundschleimhaut
tunica mucosa respiratoria f.	respiratorische Schleimhaut
tunica muscularis f.	Muskelschicht, Muskelwand; hat im Darm zwei Schichten: innere Ringmuskelschicht und äußere Längsmuskelschicht
tunica serosa f.	Seröse Haut / Hülle; besteht aus 2 – 3 Schichten; Funktion: Bildung glatter Oberflächen, so dass Organe gegeneinander verschiebbar sind
tunica, ae f.	Hülle, Schicht
turcicus, a, um	türkisch
tympanum, i n.	Pauke

U	
ulna, ae f.	Elle, Ellenbogenknochen
ulnar	auf der Seite der Elle gelegen, ellenseitig
ulnaris, e	zur Elle gehörig, Ellen-
Ulnartunnel	siehe Guyon-Loge
ultimus, a, um	der letzte, der äußerste, der entfernteste
ultra(-)	jenseits(-), weit über…hinaus
ulus, a, um (Endung)	zeigt Diminuitiv an
umbilicalis, e	zum Nabel gehörig, Nabel-
umbilicus, i m.	Nabel
umbo, onis m.	Nabel, hervorragendes Gebilde, Buckel
uncinatus, a, um	hakenförmig, Haken-
uncus, i m.	Haken
unguis, is m.	Fingernagel, Zehennagel
uniformis, e	einförmig
unilateralis, e	nur eine Körperseite betreffend, einseitig, unilateral
unipolare Neurone	Nervenzellen, nur versehen mit einem Axon, kein Dendrit vorhanden
Unipotenz f.	Fähigkeit einer undifferenzierten Zelle, sich in nur eine einzige Richtung weiterzuentwickeln
urachus, i m.	embryonaler Harnleiter, Harngang, Urachus m.
urea, ae f.	Harnstoff

ureter, eris m.	Harnleiter
uretericus, a, um	zum Harnleiter gehörig, Harnleiter-
urethra, ae f.	Harnröhre
urethralis, e	zur Harnröhre gehörig, Harnröhren-
urina, ae f.	Harn, Urin
urinalis, e	den Harn betreffend, Harn-
urogenitalis, e	zu den Harn- und Geschlechtsorganen gehörig
Urothel n.	Übergangsepithel, Epithel der Harnwege
usus, us m.	Gebrauch, Usus m. (Abusus m. = Missbrauch)
uterinus, a, um	zur Gebärmutter gehörig, Gebärmutter-, uterin
uterus, i m.	Gebärmutter, Uterus m.
utriculus, i m.	kleiner Schlauch, Utrikulus m.
uva, ae f.	Traube
Uvea f.	mittlere Augenhaut, Traubenhaut; besteht aus Iris, Corpus ciliare und Choroidea
uvula, ae f.	Zäpfchen; Gaumenzäpfchen; kleine Traube

V	
vacuola, ae f.	Bläschen
vacuus, a, um	leer
vagina bulbi f.	siehe Tenon-Hülle
vagina musculi f.	Muskelscheide
vagina synovialis f.	Sehnenscheide
vagina, ae f.	Scheide, Hülle
vaginalis, e	zur Scheide gehörig, Scheiden-, vaginal
vagus, a, um	umherschweifend
Vakuole f.	Zellhohlraum, umgrenzt von einer Membran.
vallatus, a, um	mit einem Wall umgeben
vallecula, ae f.	kleines Tal
vallum, i n.	Wall
valva aortae f.	Aortenklappe (ist eine Taschenklappe / Semilunarklappe)
valva atrioventricularis dextra f.	Tricuspidalklappe (ist eine Segelklappe)
valva atrioventricularis sinistra f.	Mitralklappe, Bicuspidalklappe (ist eine Segelklappe)
valva bicuspidalis f.	zweizipfelige Klappe, Mitralklappe (ist eine Segelklappe)
valva cordis f.	Herzklappe
valva ileocaecalis f.	siehe Bauhin'sche Klappe
valva mitralis f.	siehe Valva bicuspidalis
valva tricuspidalis f.	dreizipfelige Klappe, Trikuspidalklappe (ist eine Segelklappe)
valva trunci pulmonalis f.	Pulmonalklappe (ist eine Taschenklappe / Semilunarklappe)
valva, ae f.	Klappe
valvula, ae f.	kleine Klappe

van-Gieson-Färbung	Bindegewebefärbung: Kerne dunkelbraun, Zytoplasma gelblich, Kollagenfasern rot
varicositas, -atis f.	Ansammlung von Krampfadern
varicosus, a, um	Krampfader-, voller Krampfadern
varix, varicis f.	Krampfader, Venenknoten
vas, vasis n.	Blutgefäß
vasa lymphatica n.	Lymphgefäße
vascularis, e	die Blutgefäße betreffend, vaskulär
vasculosus, a, um	reich an Blutgefäßen
vasculum, i n.	kleines Blutgefäß
vastus, a, um	weit, sehr groß
vasum, i n.	Blutgefäß
vasus, i m	Blutgefäß
Vater-Pacini-Lamellenkörperchen	Vibrationsrezeptoren in der Subcutis
Vater'sche Ampulle	Ampulla hepatopancreatica f.
Vater'sche Papille	Papilla duodeni major, große Zwölffingerdarmpapille
vegetativ	die Vorgänge in Herz, Kreislauf, Atmung, Eingeweide, Drüsen und Urogenitalsystem betreffend; dem Willen nicht unterliegend
vegetatives Nervensystem	siehe: Nervensystem, autonomes
vegetativus, a, um	belebend, das autonome Nervensystem betreffend
vegetus, a, um	munter, lebhaft
vellus, eris n.	Wolle, Fließ
Vellushaar	dünnes, unpigmentiertes Wollhaar, ab Geburt bis zur Pubertät vorhanden, bei Frauen oft als Körperbehaarung.
velum medullare n.	Marksegel
velum palatinum n.	Gaumensegel
velum, i n.	Segel
vena brachiocephalica f.	Arm-Kopf-Vene
vena cava sup./inf. f.	obere / untere Hohlvene
vena jugularis ext./int. f.	äußere / innere Drosselvene
vena magna cerebri f.	siehe Galen-Vene
vena portae hepatis f.	Pfortader der Leber
vena saphena magna / parva f.	große / kleine Rosenvene, große / kleine verborgene Vene
vena subclavia f.	Schlüsselbeinvene
vena umbilicalis f.	Nabelvene
vena, ae f.	Vene
venae perforantes f.	Verbindungsvenen (zwischen oberflächlichem und tiefem Beinvenensystem)
venae pulmonales f.	Lungenvenen. Führen sauerstoffreiches Blut.
venosus, a, um	venenreich, zur Vene gehörig, Venen-, venos

venter frontalis / occipitalis m.	stirnseitiger / hinterhauptsseitiger Muskelbauch
venter musculi m.	Bauch eines Muskels, Muskelbauch
venter, tris m.	Bauch, Unterleib
ventilatio, onis f.	Lüften, Belüften
Ventilation f.	das Belüften, Durchströmen mit Luft
ventral	auf der Bauchseite gelegen, bauchseitig, bauchwärts
ventralis, e	bauchwärts gelegen, zum Bauch gehörig, ventral
ventricularis, e	zum Ventrikel gehörig, Ventrikel-, ventrikulär
ventriculi laterales m.	Seitenventrikel
ventriculus dexter / sinister m.	rechte / linke Herzkammer, Kammer
ventriculus tertius / quartus m.	dritter / vierter Ventrikel, Gehirnventrikel
ventriculus, i m.	1) Herzkammer, Kammer, Ventrikel; 2) Hirnventrikel, Ventrikel; 3) Magen; 4) kleiner Bauch
Ventrikel m.	siehe ventriculus
vermiformis, e	wurmförmig
vermis cerebelli m.	Kleinhirnwurm
vermis, is m.	Wurm
vernix caseosa f.	Käseschmiere des Feten. Fettige Substanz, die als Hautschutz, Immunbarriere und als Gleitmittel bei der Geburt dient.
vernix, icis f.	Schmiere
versio, onis f.	räumliche Neigung
versus, a, um	gewendet, gedreht
vertebra cervicalis f.	Halswirbel
vertebra lumbalis f.	Lendenwirbel
vertebra thoracica f.	Brustwirbel
vertebra, ae f.	Wirbelknochen, Wirbel
vertebralis, e	zu den Wirbeln gehörig, Wirbel-, vertebral
vertex, icis m.	Scheitel, Wirbel
verticalis, e	senkrecht, vertikal
verus, a, um	wahr, echt
vesica biliaris f.	Gallenblase
vesica fellea f.	Gallenblase
vesica urinaria f.	Harnblase
vesica, ae f.	Blase
vesicalis, e	zur (Harn)blase gehörig, vesikal
vesicula seminalis f.	Samenblase, Samenbläschen, Bläschendrüse
vesicula, ae f.	Bläschen
vesicularis, e	die Bläschen betreffend, Bläschen-, vesikulär
vesiculosus, a, um	bläschenreich
Vesikel n.	Bläschen mit umgebender Membran
vestibularis, e	zum Vorhof gehörend, Vorhof-, vestibulär

vestibulum labyrinthi n.	Labyrinthvorhof. Enthält Sacculus und Utriculus
vestibulum laryngis n.	Kehlkopfvorhof
vestibulum nasi n.	Nasenvorhof
vestibulum oris n.	Mundvorhof zwischen Wangen bzw. Lippen und Zähnen
vestibulum vaginae n.	Scheidenvorhof
vestibulum, i n.	Vorhof, Vorhalle, Vestibulum n.
vibrissae, arum f. pl.	Haare des vestibulum nasi, Haare im Naseneingang, Nasenhaare
vicinus, a, um	benachbart
villi intestinales m.	Darmzotten
villös	besetzt mit Zotten, zottenreich, zottenartig
villosus, a, um	zottig, haarig
villus, i m.	Zotte
Vimentin n.	Protein der Intermediärfilamente; dient der Verankerung von Zellorganellen
vinculum, i n.	Schlinge, Fessel
virginitas, atis f.	Jungfräulichkeit, Virginität
virgo, inis f.	Jungfrau
viridis, e	grün
viscera, um n.	Eingeweide
visceralis, e	zu den Eingeweiden gehörig, viszeral, eingeweideseitig (im Gegensatz zu parietalis = rumpfwandseitig)
Viskosität f.	Zähigkeit
visus, us m.	Sehschärfe, Sehen, Visus m.
vita, ae f.	Leben
vitalis, e	das Leben betreffend
vitellinus, a, um	zum Eidotter / Dotter gehörend
vitiosus, a, um	schädlich, verderblich
vitreus, a, um	gläsern
vitrum, i n.	Glas
vocalis, e	die Stimme betreffend, Stimm-
vola, ae f.	Hohlhand
volaris, e	auf der Seite der Handfläche liegend, Hohlhand-, hohlhandseitig, volar
Volkmann-Kanäle	Canales perforantes: feinste Blutgefäßkanäle im Knochen
vomer, eris m.	Pflugschar, Pflugscharbein
vox, vocis f.	Stimme
vulgaris, e	gewöhnlich
vulva, ae f.	äußere weibliche Geschlechtsteile; Hülle; Vulva f.

W	
Waldeyer-Rachenring	Anulus lymphoideus pharyngis. Lymphatischer Rachenring mit Barriere- und Abwehrfunktion gegen Infektionen. Dazu gehören die Tonsilla lingualis, palatina, tubaria und pharyngea, außerdem die lymphatischen Seitenstränge im Rachen.
Wernicke-Zentrum	Sensorisches Sprachzentrum, auditorisches Assoziationsareal. Liegt in der dominanten Großhirnhemisphäre (meist links) im Gyrus temporalis superior. Siehe auch Broca-Zentrum.
Wharton-Sulze	gallertiges Bindegewebe, das die Nabelschnur auspolstert
Willis-Circulus / -Gefäßkreis	siehe Circulus arteriosus Willisi
Winslow-Loch	Foramen omentale / epiploicum
Wirsung-Gang	Ductus pancreaticus. Hauptausführungsgang der Bauchspeicheldrüse. Mündet zusammen mit dem Ductus choledochus in der Papilla duodeni major.
Wolff-Gang	Urnierengang, Ductus mesonephricus

X	
xanthos gr.	gelb
xenos gr.	fremd
Xiphoid n	kurz für Proc. xiphoideus m., Schwertfortsatz
xiphoideus, a, um	schwertförmig (von xiphos n. gr. Schwert)

Z (siehe auch unter C)	
Zeis-Drüsen	Glandulae sebaceae, Wimperntalgdrüsen. Talgdrüsen an den Haarbälgen der Wimpern. Halten die Wimpern geschmeidig.
Zellzyklus	Zeitabschnitt zwischen zwei Zellteilungen Ablauf: G1-S-G2-Mitose
Zement	grobfaseriger, zellarmer Überzug über die Zahnteile, die innerhalb des Kieferknochens liegen.
Zentriol n.	auch: Zentrosom; Zellorganelle in Form eines Hohlzylinders; besitzt Wand aus 9 x 3 Mikrotubuli
zentroacinär, zentroazinär	im Zentrum der serösen Endstücke im Pankreas gelegen
Zentroblast m.	unreife B-Lymphozyten-Vorstufe; gelegen im Keimzentrum eines Lymphknotens.
Zentromer n.	= Kinetochor; Bereich auf einem Chromosom, der die zwei Schwesterchromatiden zusammen hält
Zentrosom n.	siehe Zentriol
Zentrozyt m.	B-Lymphozyten in Keimzentren der Lymphknoten
Zerebrum n.	Gehirn; siehe auch Cerebrum, i n.

zervikal, cervikal	Hals-, den Hals / Nacken betreffend; den Gebärmutterhals betreffend, Gebärmutterhals-
Zervix f.	kurz für Cervix uteri, Gebärmutterhals; siehe auch Cervix
Zinn-Ring	Anulus tendineus communis, gemeinsamer sehniger Ring. Bildet den Ursprung der vier geraden und des oberen schrägen Augenmuskels.
zirkadian	tagesrhythmisch
zirkulieren	sich mit dem Blutstrom bewegen
zökal	den Blinddarm betreffend, am Blinddarm gelegen, Blinddarm-
Zökum	Caecum, Blinddarm
zona fasciculata f.	mittlere Bündelschicht in Nebennierenrinde; produziert Glukocortikoide (Cortisol)
zona glomerulosa f.	äußere Knäuelschicht in Nebennierenrinde; produziert Mineralokortikoide (Aldosteron)
zona pellucida f.	Glashaut der Eizelle, Membrana pellucida
zona reticularis f.	innere Netzschicht in Nebennierenrinde; produziert Geschlechtshormone (v.a. Androgene)
zona, ae f.	Zone, Bereich, Gürtel
zonula adhaerens f.	Desmosom, Macula adhaerens, Haftplatte; siehe Desmosom
zonula occludens f.	Verschlusskontakt, siehe Tight junction
zonula, ae f.	kleine Zone, kleiner Bereich, kleiner Gürtel
zoon n. gr.	Lebewesen, Tier, Geschöpf
zygomaticus, a, um	zum Jochbein gehörend
zygon n. gr.	Joch
Zygotän	Stadium in der Prophase 1 der Meiose.
Zygote f.	befruchtete Eizelle, diploid
Zyklus m.	kurz für Menstruationszyklus der Frau
Zyste f.	flüssigkeitsgefüllter Hohlraum
Zystikus m.	kurz für Ductus cysticus m., Gallenblasengang
Zyto-	Zell-
Zytokinese f.	Zellteilung
Zytologie	Lehre von den Zellen
Zytoplasma n.	Zellplasma
Zytosol n.	unstrukturiertes Zellplasma, das das Zytoskelett und die Zellorganellen beinhaltet

Synonyme		
deutsche Bezeichnung	**lateinische Bezeichnung**	**griechischer Wortstamm**
Arzt	medicus, i m.	iatr-
Auge	oculus, i m.	ophthal-
Blase	vesica, ae f.	kyst-
Blut	sanguis, inis m.	häm-
Brust, weibliche	mamma, ae f.	mast-
Brustkorb	pectus, oris n.	thorak-
Darm	intestinum, i n.	enter-
Drüse	glandula, ae f.	aden-
Ei	ovum, i n.	oo-
Eierstock	ovarium, i n.	oophor-
Eingeweide	viscera, um n.	splanchn-
Eisen	ferrum, i n.	sidero-
Fett	adeps, ipis m./f.	lip-
Finger	digitus, i m.	daktyl-
Fleisch	caro, nis f.	kreat-
Frau	femina, ae f.	gyn-
Furcht	metus, us m.	phobo-
Fuß	pes, pedis m.	pod-
Galle	bilis, is f.	chol-
Gebärmutter	uterus, i m.	metr-
Gefäß	vas, vasis n.	angio
Gehirn	cerebrum, i n.	enkephal-
Gehör	auditus, us m.	aku-
Gelenk	articulatio, onis f.	arthr-
Gemüt	animus, i m.	thymo-
Hand	manus, us f.	chir-
Harn	urina, ae f.	ur-
Haut	cutis, is f.	dermat-
Herz	cor, cordis n.	kard-
Hoden	testis, is m.	orch-
Hülle, Haut	membrana, ae f.	lemm-
Kern	nucleus, i m.	kary-
Kind	puer, i m.	päd-
Knie	genu, us n.	gon-
Knochen	os, ossis n.	osteo-
Knorpel	cartilago, inis f.	chondr-
Kopf	caput, capitis n.	kephal-
Körper	corpus, oris n.	soma-
Krankheit	morbus, i m.	path-
Leben	vita, ae f.	bio-
Leber	jecur, oris n.	hep-
Luft	aer, aeris m.	aer-
Lunge	pulmo, onis m.	pneumo-

Magen	ventriculus, i m.	gastr-
Mann	vir, i m.	andr-
Mark	medulla, ae f.	myel-
Mastdarm	rectum, i n.	prokt-
Mensch	homo, inis m.	anthrop-
Milch	lac, lactis n.	galakt-
Milz	lien, is m.	splen-
Mund	os, oris n.	stoma-
Muskel	musculus, i m.	myo-
Nase	nasus, i m.	rhin-
Nerv	nervus, i m.	neur-
Niere	ren, is m.	nephr-
Ohr	auris, is f.	ot-
Penis	penis, is m.	phall-
Pforte	porta, ae f.	pyla-
Samen	semen, inis n.	spermat-
Scheide	vagina, ae f.	kolp-
Schlaf	somnus, i m.	hypno-
Schmerz	dolor, oris m.	alg-
Seele	anima, ae f.	psych-
Sehen	visus, us m.	ops-
Vene	vena, ae f.	phleb-
Wasser	aqua, ae f.	hydr-
Wirbel	vertebra, ae f.	spondyl-
Wunde	vulnus, eris n.	traumat-
Zahn	dens, dentis m.	odont-
Zelle	cellula, ae f.	kyt-
Zunge	lingua, ae f.	gloss-

Einige wichtige Abkürzungen	
A	Adrenalin
A.	Arteria
a.-p.	anterior – posterior
Aa.	Arteriae
ACE	Angiotensin-converting-enzyme
ACTH	adrenocorticotropes Hormon = Corticotropin
ADH	antidiuretisches Hormon
ADP	Adenosindiphosphat
AG	Antigen
AK	Antikörper
AMA	antimitochondriale Antikörper
ANA	antinukleäre Antikörper
ANCA	antineutrophile cytoplasmatische Antikörper c-ANCA: cytoplasmatisch p-ANCA: perinukleär
ant.	anterior, ius
ARAS	aufsteigendes retikuläres aktivierendes System
AS	Aminosäure
ASD	Atriumseptumdefekt
AT	Antithrombin
ATP	Adenosintriphosphat
AVK	arterielle Verschlusskrankheit
AV-Klappen	atrio-ventrikular-Klappen
AV-Knoten	atrio-ventrikular-Knoten
BE	Basenexzess = Basenüberschuss
BG	Bindegewebe
BHR	Bauchhautreflex über Th6 – Th12
B-Lymphozyten	bone marrow Lymphozyten
bp	Basenpaare
BSR	Bizepssehnenreflex über C5 / C6, N. musculo-cutaneus
BWS	Brustwirbelsäule
C	Cervikalwirbel
Ca	Carcinoma, Karzinom
cAMP	zyklisches AMP
CCT	craniale Computertomographie
cDNA	zur RNA komplementäre DNS
CFTR	Cystische Fibrose Transmembran Regulator
CRF	Corticotropin releasing factor = Corticoliberin
CRH	Corticotropin Releasing Hormon
CRP	C-Reaktives-Protein
CT	Computertomographie
CX	Ramus circumflexus
DIC	Disseminierte intravasale Koagulation
Dim. v.	Diminutiv von, Verkleinerungsform von
dist.	distal

DNS	Desoxyribonukleinsäure
dors.	dorsalis, e
EEG	Elektroenzephalogramm
EKG	Elektrokardiogramm
ELISA	enzyme linked immunosorbent assay
EMG	Elektromyogramm
EPSP	exzitatorisches postsynaptisches Potential
ER	Endoplasmatisches Reticulum
Ery	Erythrozyt
EZR	Extrazellularraum
f.	Femininum, weibliches Geschlecht
FGF	fibroblast growth factor, Fibroblastenwachstumsfaktor
FR	formatio reticularis
frz.	französisch
FSH	Follikel-stimulierendes Hormon
gER	glattes ER
GFR	glomeruläre Filtrationsrate
Gl.	Glandula
Gll.	Glandulae
GnRH	Gonadotropin-Releasing-Hormon
gr.	griechisch
H.E.	Hämatoxylin-Eosin
HAV	Hepatitis-A-Virus
Hb	Hämoglobin
HbA	adultes Hämoglobin
HbF	fetales Hämoglobin
HBV	Hepatitis-B-Virus
HCG	humanes Choriongonadotropin
HCV	Hepatitis-C-Virus
HDL	high density lipoprotein
HHL	Hypophysenhinterlappen = Neurohypophyse
HIV	human immune deficiency virus
HLA	human leucocyte antigen system A; Histokompatibilitätssystem
hnRNA	heterogene, nukleäre RNA
HVL	Hypophysenvorderlappen = Adenohypophyse
HWS	Halswirbelsäule
i.a.	intraarteriell, intra arteriam
i.c.	intracutan, intra cutem
i.k.	intrakardial
i.m.	intramuskulär, intra musculum
i.v.	intravenös, intra venam
ICR	Interkostalraum
IDL	intermediate density lipoprotein
Ig	Immunglobulin
inf.	inferior, ius
IPSP	inhibitorisches postsynaptisches Potential

IZR	Intrazellularraum
KHK	koronare Herzkrankheit
KM	Knochenmark
KM	Kontrastmittel
L	Lumbalwirbel
lat.	lateinisch
lat.	lateralis, e
LAD	left anterior descendent (=RIVA)
LCA	left coronary artery
LDL	low density lipoprotein
Leuko	Leukozyt
LH	Luteinisierendes Hormon
Lig.	Ligamentum
Ligg.	Ligamenta
LK	Lymphknoten
L-Tubulus	longitudinaler Tubulus
LWS	Lendenwirbelsäule
M.	Musculus
m.	Masculinum, männliches Geschlecht
M.	Morbus
MALT	mucosa associated lymphatic tissue
Mb	Myoglobin
MCH	mittleres korpuskuläres Hämoglobin
MCHC	mittlere korpuskuläre Hämoglobinkonzentration
MCV	mittleres korpuskuläres Volumen
MG	Molekulargewicht
mm	Millimeter = 10^{-3} m
Mm.	Musculi
MMS	Monozyten-Makrophagen-System
MPS	mononukleär-phagozytierendes System
mRNA	messenger (Boten) RNA
MRT	Magnetresonanztomographie
MSH	Melanozyten-stimulierendes Hormon = Melanotropin
mtDNS	mitochondriale DNS
MW	molecular weight
N.	Nervus
n.	Neutrum, sächliches Geschlecht
NA	Noradrenalin
nm	Nanometer = 10^{-9} m
Nn.	Nervi
NNM	Nebennierenmark
NNR	Nebennierenrinde
NS	Nervensystem
PAS	periodic acid Schiff reaction
pAVK	periphere arterielle Verschlusskrankheit
PCR	polymerase chain reaction, Polymerasekettenreaktion

PDA	posterior descendent artery (=RIVP)
pH	pondus Hydrogenii: Gewicht des Wasserstoffs
PNS	peripheres Nervensystem
POMC	Proopiomelanocortin
post.	posterior, ius
PRIND	prolongiertes reversibles ischämisches neurologisches Defizit
prox	proximal
PSR	Patellarsehnenreflex über L3 / L4, N.femoralis
R.	Ramus
RBF	renaler Blut Fluß
RCA	right coronary artery
RCX	Ramus circumflexus
REM	rapid eye movement
rER	rauhes ER
Rh	Rhesus
RH	Releasing Hormon = Freisetzungshormon
RIVA	Ramus interventricularis anterior (=LAD)
RIVP	Ramus interventricularis posterior (=PDA)
RM	Rückenmark
RNS	Ribonukleinsäure
RR	Riva Rocci
Rr.	Rami
rRNA	ribosomale RNA
s.c.	subcutan, sub cutem
SHT	Schädel-Hirn-Trauma
snRNA	small nuclear RNA
SRP	signal recognition particle
SST	Somatostatin
SSW	Schwangerschaftswoche
STH	somatotropes Hormon
sup.	superior, ius
superf.	superficialis, e
SVES	supraventrikuläre Extrasystolen
SW	Sakralwirbel
syn.	synonym verwendet
T3, fT3	(freies) Triiodthyronin
T4, fT4	(freies) Thyroxin = Tetraiodthyronin
Tbc	Tuberkulose
Tbk	Tuberkulose
Th	Thorakalwirbel
Thrombo	Thrombozyt
TIA	transitorische ischämische Attacke
T-Lymphozyten	Thymus-Lymphozyten
TRH	Thyreotropin Releasing Hormon = Thyreoliberin
tRNA	transfer RNA
TSH	Thyroidea-stimulierendes Hormon = Thyreotropin

T-Tubulus	transversaler Tubulus
V.	Vena
ven.	venös
vent.	ventral
VES	ventrikuläre Extrasystolen
vgl.	vergleiche
VLDL	very low density lipoprotein
VSD	Ventrikelseptumdefekt
Vv.	Venae
WK	Wirbelkörper
WS	Wirbelsäule
ZNS	Zentralnervensystem
ZVK	zentraler Venenkatheter
µm	Mikrometer = 10^{-6} m